ファー・イースト・
フラワーエッセンスの魅力

東　昭史 監修
浅野典子著

監修者まえがき

花を愛することにおいて、日本人は世界でも有数の民族ではないだろうか。

たとえば、いまから1,200年以上前に成立した奈良時代の歌集『万葉集』には145種の植物が詠まれている。平安時代の『源氏物語』にも100種以上の植物名が出てくる。しかも、重要な登場人物に植物の名前がつけられていたり、植物が物語の展開で大きな意味合いをもっていたりする。

江戸時代、日本の園芸文化は世界でも類を見ない水準のものになった。ツツジ、アサガオ、キク、ハナショウブ、ツバキなどは数多くの園芸品種が作出され、当時の日本は園芸ブームとでもいうべき状況であった。

もちろん、古くから工芸品や美術品には美しい花々の姿が描かれてきた。また、日本独自の文化である家紋にも、植物が多く用いられている。

このように、日本人と花々とのかかわりについて挙げていけばきりがない。日本人は古くから花々を愛してきた民族であるといえるだろう。

その日本人にとって、花を用いる自然療法であるフラワーエッセンス療法は、おそらくとても相性がよい。特に、日本人が愛してきた日本の花々を用いるならば、多くの日本人の心に響くものがあるはずである。

ではそのフラワーエッセンスとは何か。ここで私はフラワーエッセンスを「花のいのち」であると定義したい。「花のいのち」とはいったいどのようなものか。それを知るためには、まずは植物そのものを見るしかない。

ある花は、日当たりのよい草むらでまわりの植物と競争しながら生きている。別の花は、森のなかでわずかな木漏れ日に照らされながら忍耐強く生きている。その生き方の違いに「花のいのち」の個性があらわされている。

花の色彩もまた個性的である。赤い花を咲かせるものもあれば、白い花もある。黄色、青色、紫色など、実にさまざまな色の花がある。これもまた「花のいのち」そのもののあらわれである。

さらに、花と人間のかかわりの歴史を見ていくならば、そこには「花のいのち」の使命が浮き彫りになるだろう。

このような「花のいのち」と「人間のいのち」が共振・共鳴するとき、私たちは自分の本質に宿る美しさ、素晴らしさに気づく。本来の自分のあり方や生き方に目覚める。そして、健康で幸福になる。これがフラワーエッセンスの癒しである。

さて、この本の著者である浅野典子先生は、「花のいのち」を感じ取れるすぐれた感性の持ち主である。また、それを詩的に表現する才をも合わせ持つ「花のいのち」の語り手である。その才能の一端は、すでに前著『ファー・イースト・フラワーエッセンス ガイドブック』で発揮されている。この本に掲載されている浅野先生の詩を読んで感動した人は多い。

浅野先生の才能は天賦のものでもあろうが、植物たちとの日々の語らいのなかで磨かれているものでもある。浅野先生は健康相談会や講座で忙しく過ごしながらも、植物観察を続けているという。人を診つづけ、花を観つづけてはじめて、人と花の橋渡し役としてのフラワーエッセンスの実践家が務まるのだろう。

この本には、浅野先生の植物に対する限りない愛情があふれているとともに、フラワーエッセンスの本質である「花のいのち」が語られている。フラワーエッセンスの療法家や愛好家のみならず、広く自然療法に関心をもつ人や、植物に興味をもつ人にも、ぜひ読んでいただきたい一冊である。

なお、この本の内容は 2020 年 1 月から全 4 回で開催された「日本のフラワーエッセンスセミナー」の内容がもとになっている。セミナーは日本ホメオパシーセンター練馬平和台・片上敦子ホメオパスが主催し、日本ホメオパシーセンター東京吉祥寺御殿山フィリアを会場にしておこなわれた。片上ホメオパスと、東京吉祥寺御殿山の岡本祥子ホメオパス、伊藤知子ホメオパスには、講座の開催から出版にいたるまで支援や応援をしていただいた。この場を借りて感謝申し上げたい。

2021 年 7 月 7 日

東　昭史

推薦者まえがき

日本のフラワーエッセンスのマーケットの現状と今後の可能性

ネイチャーワールド株式会社 代表取締役　玉井 宏

1. フラワーエッセンスとの出会い

私がフラワーエッセンスに出会ったのは 1997 年。フィンドホーンでのフラワーエッセンスコンファレンスに参加した友人が、不思議なものを見つけたと持ってきてくれたのが始まりでした。

初めて見るエッセンスは何か不思議でちょっと怪しげな雰囲気でした。とは言えそれまで前職の会社で約 25 年間新しい事業開発に携わってきた私には、このフラワーエッセンスという商品が、将来日本のマーケットに受け入れられ定着するかどうか気になりました。

事業としての可能性を 1 年程調査し、これはいける! 志を持って情熱を傾ければ、将来大きなマーケットを形成すると判断し、友人と二人で事業開始したものの、マーケットの成長は想像していたよりも、とてもゆっくりなものでした。

手探りで普及活動をやって少し手応えを感じ始めていた 2 年後のある時、波動測定器でフラワーエッセンスの波動の数値を測定できる事を知り、測ってみました。勿論、エッセンス以外のものも測定し比較してみました。

エッセンスは、カタログに載っている効果の項目の波動がダントツで高かったのです。そこからエンジンがかかりました。

2001 年には新たに会社を立ち上げ、以来エッセンス普及の為にアラスカやカナダ等、海外のエッセンスツアーやエッセンスプロデューサーのワークショップをたくさん開催してきました。マーケットの成長はゆるやかでしたが、年々着実に伸びていました。2014 年 5 月に東京で国際フラワーエッセンスコンファレンスが 5 日間にわたって開催され、世界各地からプロデューサーが集まり過去最大級のコンファレンスとなりました。参加者は延べ 3,500 人余りになり、新しい可能性を期待できるものになりました。

2. フラワーエッセンスのこれからと今後の可能性

2014 年の国際コンファレンス以後、多くの人達に認知され、ここ数年でフラワーエッセンスの認知度は更に高まり、フラワーエッセンスを知っている人が格段に増えてきていると感じています。

これからの課題の一つは、認知されている沢山の人達にいかに愛用者になっていただくかということだと考えます。

2016 年頃から大手の会社にも引き合いをいただくようになり、それに合わせるかのように女性誌で癒しの特集が多くなり、合わせてエッセンスの貸出し依頼もとても多くなっており、現在ではマーケットの手応えをしっかり感じられる状況になっております。

2020 年～ 2021 年はコロナ禍の問題があり、日本経済全体での大きなマイナス要因が発生しましたが、恐れや不安などストレスをサポートしてくれるフラワーエッセンスは、自粛で疲れているお客様に必要とされ、マーケットの成長は持続している状況です。

この 1 ～ 2 年は人々のフラワーエッセンスに対する反応はとても良く、エッセンスの新しい時代を作るチャンスとなるでしょう。エッセンスの癒しの効果は多様性があり、多くの新しい分野に広げていける可能性を十分に持っていると言えるでしょう。

3. 日本の植物からのフラワーエッセンス

2016 年以後、いくつかの新しい日本のエッセンスが開発され、日本のフラワーエッセンスの新しい 1 項が加わりました。その段階では、私たちにとっては海外のフラワーエッセンスが中心で評価する事ができませんでした。

2016 年 11 月に「鮮やかな赤いラベル」のファーイーストフラワーエッセンスを見た時には、今までにない爽やかさと力強さに感動したのを覚えています。

ボトルから感じるエネルギーは、直感で多くの人達に必要なエッセンスだと感じました。植物の花達を確かな目と心を持って観察され、リサーチもされているようですので信頼性がありますね。

この日本のフラワーエッセンスとの出会いが、これから日本産のエッセンスも海外のエッセンスと同じように広めていこうと決断したきっかけになりました。

2019 年には、日本のフラワーエッセンスの取り扱いは、3 社程になっております。日本人は抑圧された感情を外に出すというのが不得意で内に溜めてしまいますので、フラワーエッセンスを必要としている人が沢山いると思います。

世界の中でも、これから日本人はもっともっと意識が開いていくと思っています。フラワーエッセンスを使うことで、そのスピードは更に加速するでしょう。

そして近い将来、問題を抱えてからフラワーエッセンスを使うのではなく、問題が起きないように毎日の生活の中に取り入れて使えれば、私達は自分にも他人に対しても、いつも寛容な心を持って生きることができるようになると信じています。

目次

第1部
ファー・イースト・
フラワーエッセンスの基礎知識

第1章
ファー・イースト・フラワーエッセンスについて

第1章
ファー・イースト・フラワーエッセンスについて

フラワーエッセンスとは

フラワーエッセンスの歴史

フラワーエッセンスは、1930年代に医師、細菌学者でホメオパスでもあった、エドワード・バッチ博士（1886–1936）が開発した自然療法です。ただし、これはバッチ博士がはじめて作ったものではなく、むしろ再発見をしたという方が近いかもしれません。

オーストラリアンブッシュフラワーエッセンスのプロデューサーであるイアン・ホワイトは、著書『オーストラリア・ブッシュ・フラワーエッセンス』のなかで、フラワーエッセンスの歴史がもっと古いものなのだと主張しています。実は古代から、オーストラリアやエジプト、アフリカ、東南アジアなどの世界各地で、感情の乱れや不調和を治すために、花が使われてきているのです。

オーストラリアのアボリジニたちは、花の上にたまった朝露が太陽光線を浴びることで花のエッセンスになること、そのしずくがさまざまな感情のアンバランスを解決してくれることを知っていました。それも花の種類によって効果が違っていて、どの花がどんな感情を癒すかを熟知していました。アボリジニたちは、そのしずくがついた花ごと食べて、栄養も一緒に体へ取り込んでいたといいます。食べられない花の場合には、植物が群生しているところに腰を下ろして、そのバイブレーションを吸収したそうです。

フラワーエッセンスが実際に使われたもっとも古い記録は16世紀だといわれ、パラケルスス（1493–1541）が患者の感情的なバランスを治癒するために、花のしずくを集めたことにはじまります。

フラワーエッセンスの作り方

フラワーエッセンスにはいろいろな作り方があります。バッチ式はとてもシンプルで、サンメソッドとボイルメソッドという方法があります。草花の場合は、サンメソッドを使うことが多いです。

サンメソッドは、ガラスボウルや水晶の器などに天然水を入れて、花に直接手が触れないように葉っぱなどを使って花を摘み、水に浮かべる方法です。それを日光に３時間くらいあてて、そのあとに花を取り除くとマザーエッセンスができあがります。そこに保存のためのブランデーを入れて保管します。

ファー・イースト・フラワーエッセンスも、サンメソッドで花の力を水に転写して、ボトルに詰められたものです。

そこには植物を通して受け取った自然界の純粋なエネルギーが入っています。

ほかにもいろいろな作り方がありますので、詳しくはそれぞれのフラワーエッセンスの本を読んでいただけたらと思います。

フラワーエッセンスの使い方

エッセンスの使い方ですが、短期間だけ使ってみたい場合には、市販されているストックボトルから直接とっていただき、口のなかに入れて含みます。長期的にとるときには、トリートメントボトルを作ってじっくり使うといいでしょう。

トリートメントボトルの作り方は、ファー・イースト・フラワーエッセンスの場合、容量 30ml くらいのスポイトボトルを用意して、保存料としてアルコールを４分の１、水を４分の３ほど入れます。そこにエッセンスを各２回スプレーして入れます。１本のボトルに５種類ほどのエッセンスを組み合わせることができます。トリートメントボトルは、少量のエッセンスで長期間使えるため、経済的でもあります。

エッセンスの保存料は、世界ではブランデーを使うメーカーが多いですが、スコッチやウオッカ、焼酎などを使うメーカーもあります。また、アルコールをとれない人のために、お酢やグリセリンを使うメーカーもあります。

トリートメントボトルに使用するアルコールは、飲用できるもので、アルコール度数の高いものであれば大丈夫でしょう。アルコール度数が 40 度ほどあれば保存料としての用をなします。自分用のトリートメントボトルであれば、アルコールの種類は好みでいいかもしれません。私はジンを使ったことがあります。ただし、ジンの場合には香りづけをされているので、純粋性という意味では少し落ちると思います。他人にお勧めする場合には、やはりブランデーがいいかもしれません。

トリートメントボトルを使う期間は、基本的には３週間くらい、できるなら１ヶ月くらいというのが目安になります。

ただし、海外のエッセンスのケースでは、一つのエッセンスをひじょうに長く使うことも多いです。たとえば、半年とか１年ということもあります。こういう使い方をするのは、その人が小さなころからもっていた性格のところに深く根差した、感情や行動のパターンとかかわりがあるようなケースです。この場合は、長く抱えている問題ですし、そのパターンが基本的な性格のなかにかなり組み込まれていて、その人自身になってしまっているために、どうしても外れにくくなっています。ですから、長い期間にわたってアプローチをするわけです。

実際に、私も一つの目的で１年間、同じエッセンスを使ったことがあります。その恩恵は素晴らしいものでした。長い間持ち続けていて気がつかなかったパターン、すでに自分自身と一体になり、性格の一部になっていて、それが問題であるとも思っていなかったようなテーマに対して、エッセンスのコンビネーションを作りました。それを１年間、辛抱強く使ったのです。その結果、じわじわとエッセンスが効いて、気がつくと私は変わっていました。自分の持ち続けていたパターンが外れたときのさわやかなこと。その解放感は素晴らしいものです。

トリートメントボトルに複数のエッセンスを組み合わせるときには、どんなテーマであっても、ハートチャクラに対応するエッセンスを一つ入れることをお勧めします。そのことによって、エッセンスによる学びがやさしくなります。自分に対してもやさしくなります。自分にやさしくなるということは、他人にもやさしくなるということです。その結果、家族やまわりの人たちとの摩擦も少なくなるわけです。特に、ホメオパシーの健康相談会を受けている方にはお勧めです。一定期間レメディーを使っていると、やはり感情が吹き出すことがあります。そういうときに、ハートチャクラ対応のエッセンスは、とてもいいサポートになると思います。

ちなみに、エッセンスをとっているときに、味が変わる体験をする人がいます。一般的にはそのエネルギーをとても必要としているときや、そのフラワーエッセンスの質を潜在意識レベルで肯定しているときには、甘く感じるケースが多いです。味覚にすぐれた人は、エッセンスをとりながら、味の変化も意識してみてください。

フラワーエッセンスの選び方

エッセンスを選ぶときには、その人の気分や感情などの精神状態を指標にして、それに合うエッセンスを探します。各エッセンスの指標についてはパンフレットや書籍に書かれているものを参照してください。

ファー・イースト・フラワーエッセンスを選ぶときには、花写真カードを使うことが多いと思います。花の写真を見てもらうと、クライアントは心がゆるんで童心に帰ったりします。特に、日本の身近な花であれば、なおさらそういう傾向があるのではないでしょうか。その瞬間、リラックスした状態になったときに、大切なことを語るクライアントも多いです。健康相談会の帰り際に、重要な情報を残していくクライアントがよくいます。そういう言葉のなかに、その人の問題の中核の部分が語られていたりするのです。

また、花の写真を見てもらったときに、花の色について語る人が数多くいます。色という情報を通して、私たちは植物の特徴やエッセンスの質、クライアントの内面を知ることができます。ですから、最適なフラワーエッセンスを見つける過程で、意識的に色の要素を盛り込んでみることを、私は提案してみたいと思います。

ホメオパシーでは、色を活用した診断法があります。ウルリッヒ・ヴェルテ（1951-）の『カラー・ホメオパシー』には、好みの色からホメオパシーのレメディーを見つける方法が書かれて、カラーチャートとその色に対応するレメディーの一覧が掲載されています。

ヴェルテは、好きな色はその人の感情をあらわしていると考えます。

> 色の好みは、精神の全般的な気質であり、個人のバイタルフォースの波動に根ざしている。色の好みは、その人のバイタルフォースの波動によって異なり、

個人のオーラに関係しているという説もある（ヴェルテ『カラー・ホメオパシー』p.65）

もちろん、色はチャクラにも対応しています。ですから、色に着目するというのは、ホメオパシーでも、フラワーエッセンスでも、ひじょうに面白いことではないかと思います。

色から診断をするときには、子どものように先入観なくチャートを見て色を選んでもらうといいでしょう。これはフラワーエッセンスの花写真カードを見るときも同じです。頭をはたらかせず、理屈ではなくて、気分がよくなるものや自分が欲しているものを選ぶのです。そうすると自分にあったものが見つかるはずです。

また、ヴェルテは色を選ぶときに、「不快な色を除外していくやり方で、好きな色にたどりつける場合もある」（前掲書，p.42）とも述べています。特に好きな色がないという人の場合、このやり方も試してみてください。

この本では、いくつかのエッセンスを暖色系の花と寒色系の花というグループに分けて紹介しましたので、エッセンスの選択と組み合わせの参考にしてみてください。

フラワーエッセンスを体験する

フラワーエッセンスは、一説には自然界の四大元素に第五元素として作り手の意識が加わって、錬金術的に作られるものであるともいわれます。私はそこに使う人の意識が加わることで、はじめて眠っていたボトルの真価が発揮できるものだと考えます。そのとき、自然界とそこに生きる生命あるものが共鳴し合い、物語が展開される。そんなツールがフラワーエッセンスなのではないでしょうか。つまり、あくまで使う人あってこそのエッセンスであるということです。

あるエッセンスをはじめて使うとき、私はいつも大学ノートを持ち歩き、感じたことや変化などをこつこつと書きとめて、それをレポートとしてまとめています。私が『ファー・イースト・フラワーエッセンスガイドブック』で執筆した文章は、そのレポートからの抜粋になっています。

エッセンスの体験は一人ひとり違っていて、それぞれがユニークで、かつ神聖なものです。そういう意味では、詳しい解説も参考になるけれども、本当はそれほど重要ではなくて、エッセンスとそれを使うそれぞれの人とのつながり、それがもっとも大事なことなのではないかと思うのです。

そのなかのユーザーの一人のケースとして、この本では私自身の体験を記しています。読者の皆さまには、私自身の体験を読むときに、ただ情報を増やすために読むのではなく、他者の視点を入れることで自分自身とフラワーエッセンスとのつながりを深めるきっかけにしていただけたらと思います。

フラワーエッセンスとのつながりが深まるということは、原料の植物と仲良くなっていくということです。そうすると、内なる世界の花のイメージがふくよかになっていき、外なる世界にある植物のなかにある像を、シンボルを通して発見しやすくなります。フラワーエッセンスのプラクティショナーの方であれば、クライアントのなかにある植物の像を発見できるようになり、クライアントとフラワーエッセンスの親和性に気づきやすくなります。そのためのお手伝いがこの本を通してできれば幸いです。

ファー・イースト・フラワーエッセンスの特徴

世界には数多くのフラワーエッセンスのブランドがあり、何万種類ものフラワーエッセンスが流通しています。日本に入っているだけでも、数十のブランドと、数千種類のフラワーエッセンスがあります。そして、それぞれのブランドには個性や特色、得意分野があります。それらが各ブランドの魅力であるともいえるでしょう。

それでは、ファー・イースト・フラワーエッセンスには、どのような特徴があるのでしょうか。

特徴①　バッチの哲学に基づいている

ファー・イースト・フラワーエッセンスは、バッチ以来のフラワーエッセンスの伝統に基づいて研究開発されています。ですから、バッチの哲学を知ることはとても重要です。それを説明するとひじょうに長くなるので、ここではその健康観のごく一部を要約して紹介します。

・健康とは魂と心、体が完全に調和した状態である。
・病気とは魂と心の不調和が体にあらわれた結果である。
・病気になるときは良心の声を聞かず、内なる神性を忘れたときである。また、他人のいいなりになることを自分に許したときや、他人に自分の望みを押しつけようとしたときである。
・病気の原因は心であり、心を正せば体は治る。

このような哲学をバッチはもっていました。そして、たとえばこういった考え方が、ファー・イースト・フラワーエッセンスのベースになっているというわけです。

特徴②　植物観察を重視

ファー・イースト・フラワーエッセンスの土台となる大きな柱の一つに、植物の本質を知る手立てとして、植物観察を重視していることがあげられます。

古代のハーバリストたちは、徴の理論 doctrine of signatures によって癒しの植物を見分けていました。これは花の形や色、香りや味などの特徴を観察することで、その植物がどのような効能をもつかがわかるという理論です。

たとえば、アイブライトという植物があります。ホメオパシーではユーファラジア（Euphr.／コゴメグサ）の名前でおなじみです。日本ではコゴメグサと呼ばれる植物の仲間です。この植物の花は目を象徴するといわれています。花はとても繊細で、白色、黄色、薄紫色などさまざまな色彩からなりますが、花の中心の黒っぽく陰るところを瞳になぞらえているのです。そこで、古くからアイブライトは眼病の薬として使われてきたわけです。

ファー・イースト・フラワーエッセンスの原料になった植物についても、研究段階でさまざまなデータが集められています。花だけではなくて、その植物がどのような場所を好み、どのような葉をしげらせて、どのような実をつけて、どのように冬を越すのか。1年を通して植物の生育過程を観察していくのです。その植物の生き方、あるいは生きざまのような情報が、日本の花のフラワーエッセンスを研究する上、大切なベースになっているわけです。

『フラワーエッセンスレパートリー』の訳者である王由衣は、その本のなかでこう書いています。

> 日本に自生している植物については、可能なら、実際にその植物の生えている土地に出かけて観察することを強く勧める。実際の花の存在感とその花が生育している環境は、何よりもよくその花の本質＝エッセンスについて語ってくれるからだ。
>
> （カミンスキ，キャッツ『フラワーエッセンスレパートリー』p.24）

フラワーエッセンスを研究するときに、その原料植物を実際に見ることはとても大事なことです。マテリア・メディカやガイドブックに書かれている文章だけではなくて、実際に植物を見たときに浮かんでくる感情やイメージによって、直観的にわかる部分があります。そういう部分を大切にすると、自分自身やクライアントのプロセスに沿ったフラワーエッセンスを、より発見しやすくなるでしょう。

特徴③　日本の植物から作られている

私の友人で日本の花からエッセンスを作っている人が、日本の花がよい理由について、以前に話をしていました。それは「日本人は日本の花に思い出があるからだ」ということでした。

日本人がフラワーエッセンスの原料となる花の写真を見たときに、海外の花だとたいてい思い出は浮かんできません。そこからは何も連想ができないでしょう。その人のアストラル体にはその花の記憶が入っていないということです。私たちのトラウマは思い出のなかにあります。ですから、日本人がトラウマを癒すためには思い出のある日本の花がよいということなのです。

一方、オーストラリアの花でエッセンスを作っているイアン・ホワイトはこういっています。

> 一般的にはヒーリングに用いる植物はその人が住む土地の植物を使うのが望ましいとされます。その植物がその場所に住む人と環境を共有し、その地域とそこに住む人との間には調和がとれているからです。多くの国では、その土地に住む人がエッセンスを作っているとは限らないので、他国のものを使うことになるが、フラワーエッセンスは普遍的な効能をもっているので、どんな土地の人にも効果がある。つまり、この国のお花で作られたフラワーエッセンスであっても、それは世界中の人を癒すことができる。
>
> （ホワイト『オーストラリア・ブッシュ・フラワーエッセンス』p.3）

私たち日本人には、日本の花のエッセンスがより合っているし、おそらくは深く共鳴するだろうということは、複数のプロデューサーたちがいっています。

そうであれば、もし選択肢があるなら、日本の花で作られたエッセンスを試してみたくなるでしょう。日本人には日本人特有の問題や課題があるのではないでしょうか。古くから持ち越してきたテーマや、カルマのようなものもあるだろうと思います。

私はファー・イースト・フラワーエッセンスを使ってきて、実践と体験を重ねながら、これは日本人の集合意識を癒してくれるものではないかと実感しています。ファー・イースト・フラワーエッセンスは、新世代のエッセンスとして、いまの時代に必要があって生まれてきているのではないでしょうか。現代を生きる日本人のためのヒーリングツールとして、私たちを力強くサポートしてくれるのではないかと、私は思っています。

特徴④　ホメオパシーとの親和性

もう1点だけ、ファー・イースト・フラワーエッセンスの特徴をあげるとするならば、他のブランドのエッセンスに比べて、おそらくホメオパシーとの親和性が高いのではないかということです。

『ファー・イースト・フラワーエッセンスガイドブック』の監修者である由井寅子は、前がきにこう書いています。

> フラワーエッセンスとホメオパシーのレメディーの中間に位置するものとして、毒の花のフラワーエッセンスがある。そもそも毒とは欲、抑圧した感情、インナーチャイルドに通じることがある。ですから、毒の花のフラワーエッセンスは、未解決な欲を満たそうとする原動力になり得るのではないか。中略。抑圧の強い人、優等生的な人、道徳的な人には必要なものとなるだろう。欲は抑圧された感情ですから、毒の花のフラワーエッセンスは、感情を抑圧している人に、感情を出すことの自然さを教えてくれるのではないか。毒の花の美しさに、いいたいことを言える力、欲を満たそうとする力、感情を素直に表現する力があるかもしれない。中略。12の花ごよみのシリーズは、なるほ

ど日本の自然な心をうつす花です。そしてその他のエッセンスの花も、なるほど日本人の抑圧された感情を取り戻すのにふさわしい花であると思います。
（東，浅野『ファー・イースト・フラワーエッセンス ガイドブック』p.5）

ファー・イースト・フラワーエッセンスには、有毒植物であるヒガンバナやオニシバリのフラワーエッセンスがあります。これらはエネルギー的に他のフラワーエッセンスとは少し異なる雰囲気があり、ホメオパシーのレメディーとの関係もありそうです。一緒に使うことで相互の作用を補い合い、高め合う可能性があるかもしれません。

実はほかのブランドでも、毒草からフラワーエッセンスが作られています。たとえば、アラスカンエッセンスのモンクスフードは、トリカブト属の一種から作られています。FESやパワーオブフラワーヒーリングというブランドのエンジェルズトランペットは、コダチチョウセンアサガオが原料です。これはホメオパシーのレメディーでおなじみのストラモニューム（Stram.／チョウセンアサガオ）の近縁種です。エンジェルズトランペットのフラワーエッセンスの解説を読むと、執着を手放すことや、死への恐怖や再生がテーマになっていて、ストラモニュームのレメディーとも関係があります。

ファー・イースト・フラワーエッセンスとホメオパシーのレメディーの関係については、今後とも個人的に、また一緒に学ぶ仲間たちとケースをとり、検証をしていきたいと思っています。

三つのシリーズ

ファー・イースト・フラワーエッセンスには、以下のシリーズがあります（2020年７月現在）。

・12の花ごよみシリーズ
・その他のエッセンス
・リサーチエッセンス

12の花ごよみシリーズは、1月から12月までの各月に咲く花から一つずつ選ばれて作られたフラワーエッセンスです。たとえば1月はヤブツバキ、12月はビワというように、全部で12種類あります。

その他のエッセンスは9種類あります。

リサーチエッセンスは、まだ質が確定していないもので、14種類あります。

もちろん、これでフルセットではなく、おそらくこれからも少しずつ増えていくのではないかと思います。

この本では、すでに質が確定している12の花ごよみシリーズと、その他のエッセンスの、計21種類を紹介していきます。

本書における分類

この本では、21種のエッセンスを、植物の特徴に基づいて四つのグループに分けています。

・マメ科のエッセンス
　　フジ／サイカチ／ネムノキ／ヤマハギ／クズ
・バラ科のエッセンス
　　ウメ／オオシマザクラ／ヤマブキ／ノイバラ／ビワ
・暖色系の花のエッセンス
　　ヤブツバキ／オニグルミ／フヨウ／ヒガンバナ／キンモクセイ／
　　ママコノシリヌグイ
・寒色系の花のエッセンス
　　コアジサイ／チャノキ／ヒイラギ／オニシバリ／ヒサカキ

植物の分類と花の色は、エッセンスの性質と強い関係があることから、このようにグループ分けを採用しました。

また、マメ科ではフジ、バラ科ではウメ、暖色系の花ではヤブツバキ、寒色系の花ではコアジサイを、それぞれ重点的にとり上げて解説しました。

第２部
テーマ別ファー・イースト・フラワーエッセンス解説

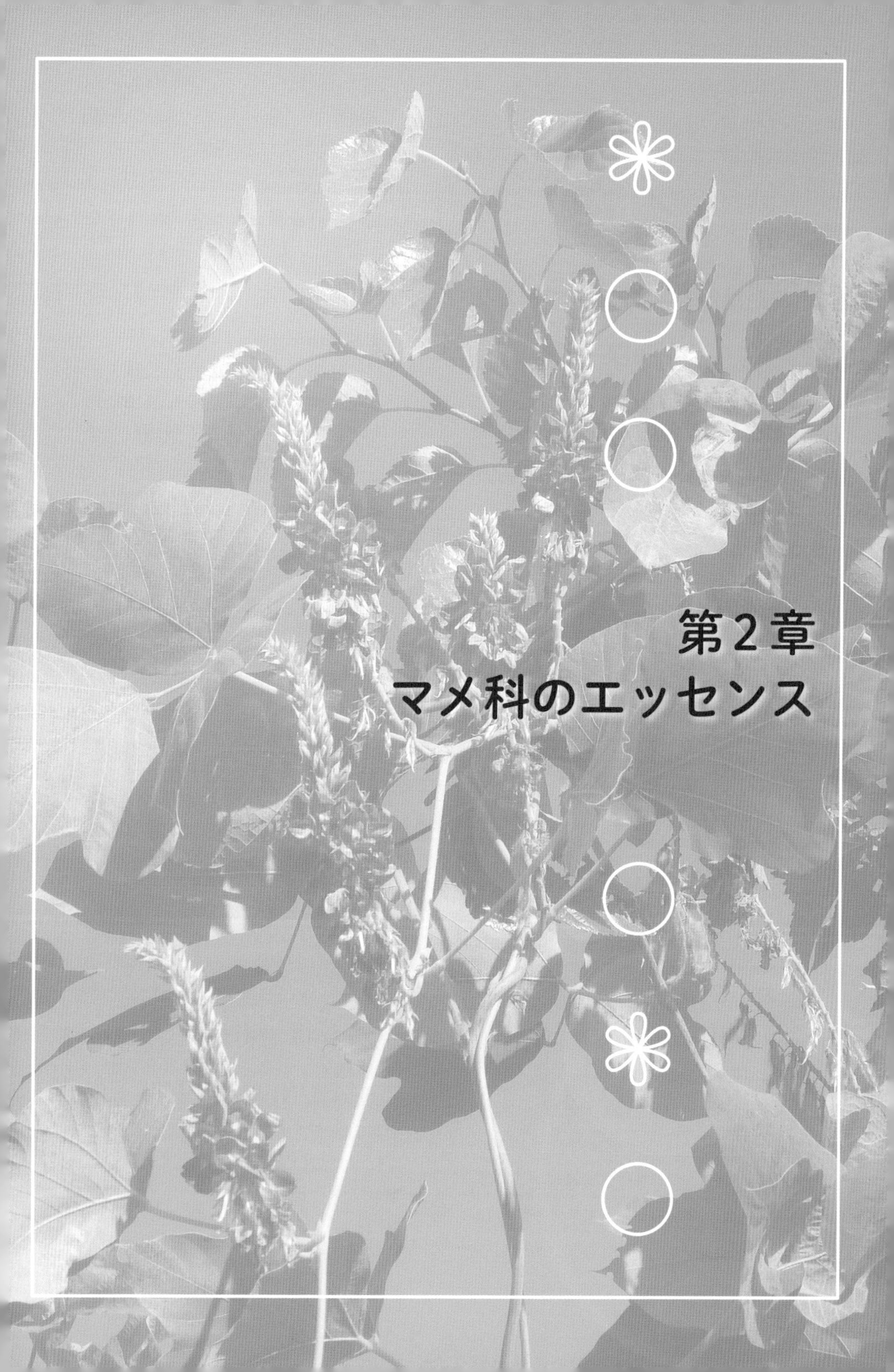

第2章
マメ科のエッセンス

フジ

Wisteria floribunda

12の花ごよみシリーズ 5月

キーワード

優雅さ・平和・
陰湿さの中での葛藤

調和した状態

魂の優雅さ。世俗の陰険さを離れた、穏やかで平和な境地。

不調和な状態

執着、嫉妬、虚言、二枚舌、秘密主義など、陰険な感情や態度。それらが渦巻く環境に巻き込まれて葛藤する。

分　類：マメ科フジ属

学　名：*Wisteria floribunda* (Willd.) DC.

和　名：フジ（藤）

花　期：4～5月

テーマ

混乱（他人の意地悪に遭遇して混乱する）
女性性（ネガティブな女性的側面に葛藤する）
静寂（世俗の争いを離れた平和な境地）
束縛（世間のしがらみや争いごとに縛られる）
嫉妬（他人に嫉妬されて苦しむ）

肉体・エネルギー面

松果体。
呼吸がゆるやかになる。
動悸。
眠気、深い眠り。
夢。
サイキックアタック。

感情・精神面

環境の変化。
生活の改善。整理。
物事の裏を見せられる。
または見ないといけない。
本音で生きる。
混沌。
ヘビのイメージ。

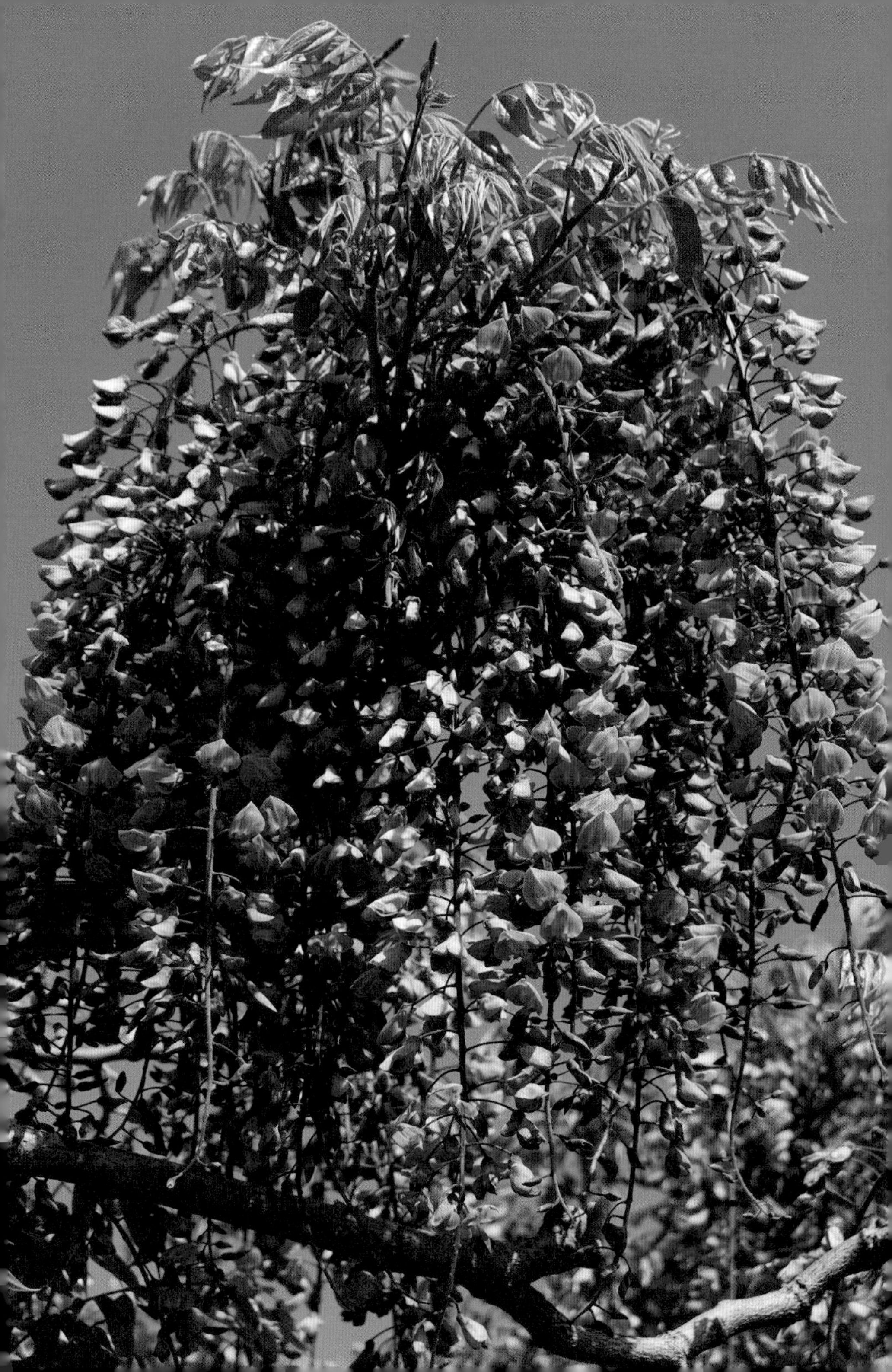

＊植物の特徴＊

●ノダフジとヤマフジ

フジはマメ科フジ属のつる性落葉低木です。フジ属植物で日本に自生する原種が二つあります。一つはいわゆるノダフジとも呼ばれるフジ、もう一つはヤマフジです。「藤」というと、一般的にはいわゆるノダフジをさすようですが、二つの種をまとめて「藤」と呼んだりもします。

花の名前の由来ですが、花が風に吹かれて散る姿から「吹き散る」が変化して藤になったという説があります。もう一つは、茎に節があるのでそれが藤になったともいわれています。藤の英名はウィステリア wisteria です。

フジとヤマフジの見分け方はシンプルです。フジはつるが右巻きで、花序が長く垂れ下がります。長さ 60cm くらいになるでしょうか。公園の藤棚によく咲いているのはだいたいいわゆるノダフジです。

滋賀県草津市の三大神社に「砂擦りの藤」と呼ばれている、市の天然記念物のフジがあります。そこのフジは花序の長さが平均 120cm、なかには 185cm になるものもあるそうです。花序は地面にはついていませんけれども、全長の何分の一かが藤棚の上に乗っかっているので、もし藤棚がなければ「砂擦りの藤」の名前の通り、地面まで垂れ下がる長さになります。

もう一つのヤマフジは、反対につるが左巻きです。花序は短めで、だいたい長さ 10cm から 20cm になります。山野でよく見かけるので、ヤマフジもしくはノフジとも呼ばれています。

埼玉県春日部市には、日本最古といわれるフジの老樹があります。「牛島の藤」と呼ばれ、推定樹齢 1,200 年といわれています。国の天然記念物に指定されていて、根回りはおよそ 10m もあります。このフジには伝説があります。むかし農家の娘が長い間、病気で苦しんでいました。そこに旅の僧がやってきて「娘の病気は生け垣のなかにあるフジを寺に納めるとよくなる」といわれたので、フジを寺の境内に移し替えたところ、病気が治ったというのです。

春日部市にはたくさんのフジが植えられています。駅前には、ふじ通りと名づけられた道があり、藤棚が約 1km にわたって続いています。道路両側の舗道にそって藤棚が設置されているのですが、早咲きエリアと遅咲きエリアに分かれていて、花が長く楽しめるように工夫もされています。全部で園芸品種が7種類、約200本のフジの花が楽しめるそうです。いつか私も花の季節に遊びに行ってみたいと思います。

ちなみに、春日部商工会議所では創立10周年記念事業として、牛島の藤から採取した貴重な花酵母を使った焼酎「かすかべ藤乃彩」を製造しています。ちょっとご利益がありそうな焼酎です。

●フジの伝統的な利用法

マメ科植物は一般的に食用可というイメージがありますけれども、フジも葉はお浸しに、若い芽は茹でて和えものや炒めものに、つぼみや花は天ぷらにして食べます。花はサクラのように塩漬けにして花茶にすることもあります。ただ、他のマメ科植物と同様に、若干の毒性もあります。樹皮にはウィスタリン、種子にはシチシンが含まれていて、少量を薬として使うこともあるのですが、多量に摂取すると吐き気などを起こす恐れがあります。

日本の民間療法では、フジの老木の樹皮にできた藤瘤（ふじこぶ）が使われます。藤瘤には発がん抑制作用がある成分が含まれていて、胃がんの治療に用いられます。

フジの茎は乾燥させて椅子などの家具に加工されます。つるはとても強く、縄にしていました。古墳時代には、巨大な石棺を木ソリに載せて、藤縄で運んだようです。長野県にある諏訪大社の御柱の運搬にも使われたといわれています。

つるから繊維をとり出して織り上げた藤布は、古くから衣服に利用されていました。藤布は『古事記』にもその記述が見られます。藤布は衣服の他にも漁網や運搬袋、豆腐の漉し布、畳のへりの部分など、さまざまに用いられた生活必需品でした。ただし、線維を取り出すのはとても手間がかかる作業だったようです。樹皮を剥ぎ、表皮を除いた内側をわらにまいて半日ほど煮て、清流でさらし、しごいて繊維を取ったといいます。このように、日本人はむかしからフジを生活に使ってきたのです。

江戸時代は一大園芸ブームが起きましたが、藤もたいへん好まれたようです。

藤には園芸品種がたくさんあります。藤棚が作られはじめたのも江戸時代だといいます。岩崎灌園（1786-1842）の『本草図譜』はなかなか面白い本で、「紫藤（しとう）」の名でフジが掲載されています（巻29-10）。『本草図譜』の絵は、庄司信洲の『万葉の花―江戸の植物画と現代活け花による』にも載っていまして、この本にはその絵に似せて花を生けている写真もあります。

●『鬼滅の刃』に登場するフジ

日本人の暮らしと関わりが深かったフジは、生活に採り入れられるだけでなく、神の降臨する依代として神聖視されてきました。

『鬼滅の刃』という漫画があります。原作は『週刊少年ジャンプ』に連載されていて、テレビアニメにもなりました。大正時代を舞台とした物語で、鬼に家族を殺され、妹を鬼にされた主人公の少年が、妹を人間に戻す方法を探すために鬼殺隊という組織に入って戦う姿を描いた作品です。テレビアニメのエンディングに、ファー・イースト・フラワーエッセンスの原料植物でもあるヒガンバナの花が印象的に使われていて、それに惹かれて本編の方も見ていました。

主人公が組織に入隊するとき、実技試験を受けるために、ある山にむかいます。そこにはたくさんの捕獲された鬼が閉じ込められていて、そのなかで数日間生き延びられたら合格なのです。受験者は刀を背負い、命がけで試験を受けることになります。

その山には、年中枯れることのない狂い咲きのフジの花が咲いています。山を一面、青紫色に埋めつくしている満開のフジは、美しく、妖しく、そして高貴でもあります。鬼たちはそのフジがとても苦手で、花に近寄れません。山のふもとにもフジの花が咲いているために、鬼は外の世界に逃れられないのです。かつてはふつうの人間だったけれども、深い闇の世界に堕ちてしまった鬼たちが、フジを恐れるという設定は、とてもよくはまっていて、納得しながら見ていました。

ちなみに、マウントフジフラワーエッセンスには、フジの花とつぼみから別々にエッセンスが作られています。花の方には高次なレベルでの霊的つながりと守護、つぼみの方には周囲の人々や環境からの防御と自分自身のパターンに引っ張られないように保護するというテーマがあり、『鬼滅の刃』のフジとの関連を思わせます。

●『源氏物語』とフジ

紫式部の『源氏物語』はおそらく日本で一番有名な恋愛小説でしょう。いまから1,000年以上前の作品ですが、400字詰め原稿用紙2,400枚にもなる大長編です。その物語は70年間にもわたり、約500名の人物と800種の和歌が登場します。現代では、ドラマや映画、漫画にもなっていて、魔夜峰央の『パタリロ源氏物語!』という作品もあったりします。

その『源氏物語』には、藤という名前のつく女性が登場します。藤壺中宮（ふじつぼのちゅうぐう）です。主人公の光源氏の母は、桐壺更衣（きりつぼのこうい）という人ですが、源氏が小さい頃に亡くなってしまいます。その桐壺にそっくりな女性を、光源氏の父である桐壺帝が後宮に迎え入れました。その人が藤壺の宮（ふじつぼのみや）です。源氏はこの血のつながっていない母である女性に恋をするのです。これが『源氏物語』という長編恋愛ドラマの幕開けになるわけです。

12歳なった源氏は、葵の上（あおいのうえ）を正妻に迎えます。ところが、実は源氏は藤壺のことがずっと好きなのです。その思いがかなわないこともあって、源氏は藤壺と同じように年上で身分の高い六条御息所（ろくじょうのみやすどころ）のもとに通い、彼女を口説き落とします。でも、源氏の足はだんだんと遠のいていきました。六条御息所は、もし若い貴公子にもて遊ばれているという醜聞が広まったらどうしようかと、悶々と苦しみます。

やがて正妻の葵の上が妊娠をします。つわりで気分がすぐれない葵の上は、周囲の勧めもあって、牛車を仕立てて葵祭の見物に出かけます。通りは見物の車で混雑しており、葵の上のお付きの年若い従者は、他の車を押しのけようとするのですが、それが六条御息所の牛車で、乱闘騒ぎになります。お忍びで見物にきた六条御息所は、車を壊され侮辱を受けて、はらはらと涙を流します。後日、話を聞いた源氏が六条御息所を見舞いに行くのですが、御息所はそれを断ります。

一方、葵の上は物の怪につかれて苦しむようになります。加持祈祷をするのですが好転しません。並々ならぬ執念をもつ霊の仕業だとされるのですが、世間では六条御息所の生霊ではないかという噂が立ちます。それを耳にした六条御息所はますます苦しむわけなのですが、実は自分の魂が抜けてさまよい、葵の上を叩いたりしたという自覚があったのです。

そんな状態のなかで、葵の上は産気づいて苦しみます。そのとき、源氏は物の怪の正体をはっきり見てしまうのです。それは六条御息所でした。やがて男の子が誕生したのですが、葵の上はあっさりと亡くなってしまいます。源氏は六条御息所に手紙を送ります。そして、すべてを察した六条御息所は、伊勢へと下る決心をするのです。

その六条御息所を描いた絵画があります。上村松園（1875-1949）の『焔』（1918）です。六条御息所は藤の花柄の着物をきた姿で描かれています。松園といえば、やさしい画調のきれいな美人画で知られていますが、この嫉妬に狂う女性の姿を描いた『焔』は異色な作品です。松園自身もそれを認めています。

> どうして、このような凄艶な絵をかいたか私自身でもあとで不思議に思ったくらいですが、あの頃は私の芸術の上にもスランプが来て、どうにも切り抜けられない苦しみをああいう画材にもとめて、それに一念をぶちこんだのでありましょう。
> （上村『青眉抄』p.55）

怒りを昇華すると情熱になり、恋愛の嫉妬や執着を昇華すると創造性になります。おそらく松園もスランプ中に長い間の葛藤と苦しみがあったのでしょう。下位チャクラに渦巻く苦しみに悶える女性の、そのなかにある美しさと品位を認めて描くことで、上位チャクラのインスピレーションと芸術性となり、作品とともにエネルギーが立ち昇っていく。東京国立博物館でこの迫力ある大きな作品を見上げながら、そんな感じがしました。

一方で、松園はそういう自分を冷静な目で見つめています。『焔』という作品自体は情念の絵でありながら、『源氏物語』という作品の気品を失わないように、冷静な目で描かれています。フジのエッセンスをとったときの客観性や冷静さと同じものが、描き手の状況からも感じられるのです。

また、実物を見ないとわかりにくいのですが、この作品では生霊の目が光っています。目の部分に絹の裏から金泥を施しているためです。能面に泥眼と呼ばれるものがあります。これは白目のところに金泥が施すことで、嫉妬に狂う女性をあらわすものです。『焔』ではそれを参考にしたといいます。金泥の異常なきらめきは、涙がたまっているようにも見え、それが作品に不思議な味を加えています。瞳に金色が入ることで、気高く上品な人物にも見えてきます。

私はこの作品を東京国立博物館の展示室で鑑賞しながら、これは本当にフジのエッセンスそのものだと思いました。

ちなみに、『焔』にはクモの巣が描かれています。ホメオパシーにはクモの巣から作られたレメディー、アラニアテラ（Tela ／クモの巣）があります。深い瞑想状態に導くといわれ、心拍数が下がったときや、不眠のときに使われるレメディーです。なので、スランプのときにはフジのエッセンスとクモの巣のレメディーという組み合わせを使ってみるのも面白いかもしれません。

●女性と嫉妬の感情

『源氏物語』の六条御息所について調べながら、私は恋愛における嫉妬という感情について考えてみました。

2011 年に『源氏物語 千年の謎』という映画が公開されました。光源氏役は生田斗真、六条御息所役は田中麗奈が演じています。

田中麗奈はインタビューのなかで「すごく人間らしくて愚かだけど、そこまで情熱を懸けて愛することって美しい」（山崎伸子 “ 田中麗奈、『源氏物語』で生霊となる愛人役を「愚かだけど美しい」”Movie Walker．2011 年 12 月 7 日）と語っています。

一般的に、恋のライバルに生霊をとばす女性は怖いし、気持ち悪いし、嫌な奴だし、愚かな女性だと思うでしょう。でも、六条御息所は、果たして愚かだったのでしょうか。彼女は美しく気品があり、教養、知性、身分ともに、人にすぐれている女性として物語には書かれています。田中麗奈が愚かという言葉をどういう意味で使ったかはわかりませんが、愚かに見える六条御息所も、別の視点から見ればそうではなかったのではと思います。

ある程度の精神的な成長をとげた人が、魂を磨くために恋愛を使うことはよくあります。めったなことで揺れなくなった感情を精神的な成長のために揺らす必要があった場合、ハイヤーセルフは男女の愛を用いるわけです。

そもそも感情とは何でしょうか。何のためにあるのでしょうか。本来、感情は生きるための原動力であり、自我を守るために使われるともいわれます。ではそのほかにも、感情の役割はあるのでしょうか。

感情とは人間らしさです。人生の彩りであり、ドラマのかなめでもあります。すべての感情を切り落とした映画や文学、芸術は、無味乾燥でひんやりとしたものになります。とりわけ主婦層を狙ったテレビドラマは成立しなくなるでしょう。『万葉集』も『源氏物語』も、恋愛の要素がなくなったらカラカラです。『源氏物語』などは、「光源氏、生まれる。やがて老いて、死ぬ」くらいのストーリーで、ほとんどのエピソードが成立しなくなってしまうかもしれません。

日本において、長い間『源氏物語』が愛されてきたのは、この物語にさまざまな人物が味わう多彩な感情が描かれているからではないでしょうか。それらの感情は恋愛を一つの起爆剤として生まれてきます。冷たくはじかれたり、あるいははじいたり、軽くもて遊んだり、ときには甘く絡んだり。そういう人間同士の心の触れ合いと学びが、感情をきっかけとして発生すると思うのです。私たち日本人女性には、DNA レベルで六条御息所の生霊がすんでいるのかもしれません。

感情とかかわりの深い性別である女性として生きることを決めてきた人にとって、感情は人生を豊かに美しくするものでもあります。感情を味わうことは、地球でしかできません。それこそ地球ならではの楽しみなのです。向こうの世界に還ると、これほど感情はアップダウンしません。そう考えると、フジのエッセンスが対応する感情的な騒動に巻き込まれる状況というのは、オプションではなくデフォルトとしてのできごとであり、当然あるべきことになります。そのなかで、まるで藤に巻きつかれたかのように、からまれて、動けなくってなってしまったときに、フジのエッセンスは冷静さや洞察力、宇宙的な高い視点を取り戻して、地球の重たいエネルギーから自由になることを、すみやかに助けてくれるわけです。

●葛藤を超えて

さて、恋愛遍歴のなかで女性同士の騒動から悲劇を起こした光源氏は、のちに反省した姿を見せるようになります。晩年の六条御息所をフォローして、彼女が亡くなると娘の面倒をみたりします。ところが、その娘が美しく育ってくると、光源氏は懲りずに言い寄ってしまうのです。ただし、その娘に嫌がられ、さすがに光源氏も自制しています。

そんな光源氏が、六条御息所に詠んだ歌のなかに、興味深いものが一首あります。

少女子があたりと思へば榊葉の香をなつかしみとめてこそ折れ

「神に仕える乙女がいらっしゃるあたりだと思い、榊の葉の香りに惹かれて、一枝手折ってあなたをたずねたのです」という意味の歌です。

ファー・イースト・フラワーエッセンスにはサカキがあります。資料によると、「天上から地上にむけて降り注ぐ光。心の奥深くにしずむ、暗く重い感情に光をあて、軽やかに解放する。浄化と解放」という性質があるといいます。精神性を高め、関係性を浄化するエッセンスであるサカキを、この物語のふたりに送ってあげたいです。

『源氏物語』にはもう１か所、藤が印象的に使われている場面があります。光源氏の永遠のライバルに頭中将（とうのちゅうじょう）がいます。その娘の一人が雲居の雁（くもいのかり）で、源氏の息子である夕霧の幼馴染です。二人は仲良く過ごすうちに、お互いにほのかに惹かれるようになるのですが、だんだん気軽に逢うこともかなわなくなり、手紙だけのやり取りが続きます。そんな中で、二人の淡い仲を知った頭中将は、その邪魔をします。すでに雲居の雁の嫁ぎ先を決めていたし、光源氏との権力争いにも負けていたからです。

その後、物語が展開していくと、しだいに状況が変わってきて、頭中将は夕霧と和解しようとします。そして、自分の屋敷に見事な藤の花が咲いたある日、花見の宴を催して夕霧を招待するのです。こうして、美しく咲く藤の花の下で、夕霧と雲居の雁は結ばれます。

周囲の複雑な人間関係と、そこに絡むネガティブな感情や権力争いなどによる障害を乗り越えて、光のあたるところに出て、真っ直ぐな思いを成就する。これもまた、フジのエッセンスの一側面をあらわしているような気がします。

●日本の神様とフジ

『古事記』中巻・応神記にも藤が出てきまして、こんな神話があります。

秋山之下氷壮夫（あきやまのしたひおとこ）と春山之霞壮夫（はるやまのかすみおとこ）という兄弟神がいました。兄神は伊豆志袁登売神（いづしをとめのかみ）に恋をするのですが、なかなかものにできません。他にも多くの神が彼女に恋をしますがいずれも玉砕します。

そこで兄神は弟神に「私はふられたけどお前はあの伊豆志袁登売神を妻にできるか」とたずねました。すると弟神は「簡単にできます」と答えます。それに対して、兄神は「もしお前が妻に迎えられたら、服を脱いで裸になってやろう。また、身長くらいのビンの酒と、山のものと川のもののごちそうを用意してやろう」というのでした。

弟神は兄神のいったことを母神に伝えました。母神は藤のつるをとってきて、一晩のうちに衣や袴、靴を織って作りました。先に述べたように藤布を作るのはたいへんなのですが、そこは神様ということであっという間に作ってしまうわけです。さらに母神は弓矢を作り、それらの一式を弟神にもたせて、伊豆志袁登売神の家に行かせます。すると、その衣服や弓矢がみるみる藤の花になったのです。弟神は弓矢をトレイのドアに立てかけておいたのですが、伊豆志袁登売神は弓矢に咲いた藤の花を不思議に思い、花をとって家に入ります。弟神はそのあとをついていき、まんまと家に入って伊豆志袁登売神を手に入れるのです。

『源氏物語』の夕霧と雲居の雁の話もそうなのですが、藤の花が男性と女性を結びつけるというのは、男性性と女性性のバランスをとって問題解決に導くという、フジのエッセンスのはたらきを連想させます。

さて、弟神はそのことを兄神に報告するのですが、兄神は腹を立てて約束を反故にします。弟神はそのことを母神にいいつけます。すると、現世の人にならって約束をやぶるとは何ごとか怒り、兄神に呪いをかけるのです。「青い竹の葉がしなびるように」とか、「潮が満ちたり引いたりするように元気になったり病気になったりしろ」とか、ひどい呪いです。そのため、兄神は８年もの間、体はしなびて病気に苦しみます。困り果てた兄神が母神にお詫びをすると、呪いはすぐにとけて元通りになったという神話です。

最初、私はこの神話を読んだときに、息子が嫉妬してまるで人間がするように約束をやぶったので、天にかわって母が息子にお仕置きをすることで、反省した息子が本来のあり方を取り戻した話なのかなと単純に思いました。もちろんそういう話として紹介している本もいくつかあります。ただ、神話としてもっと大きな視点で見ると、兄神の名前は秋山之下氷壮夫、弟神は春山之霞壮夫で、それぞれ秋と春をあらわしているという解釈もあります。春にしっかり種まきをして豊作をお祈りするので、秋に約束をたがわず豊作にしてください、そうしないと祟りますよという説話になっているのではないかともいわれています。

実は、私がはじめてフジのエッセンスをとったとき、最初に日本の神様のようなイメージが浮かんだのです。高貴な香りがして、品のある優雅な人々が見えました。古代風の白い装束を着て、女性は黒髪を長くおろし、男性は角髪（みずら）を結い、体は輪郭がぼけてよく見えないほど白く輝いていました。そこで、レポートには「地上を生きながら神の世界と接することができるフラワーエッセンス」と書いています。

藤の花は私たち人間を神の住まうような高い領域につなげてくれるということなのです。人間の神性を目覚めさせる植物であり、その人間とかかわりすぎてレベルを落とした神様をもとの高い世界に戻してくれる植物でもあるのだと思います。秋山之下氷壮夫も、フジのエッセンスがあれば、何年も呪いに苦しまずにすんだのかもしれません。

＊エッセンスの質＊

●ラカシスとフジ

ファー・イースト・フラワーエッセンのフジは、『ファー・イースト・フラワーエッセンスガイドフック』を読むと、状況がはっきりと設定されているので、わりと使いやすいエッセンスではないでしょうか。特に、ホメオパシーではおなじみのラカシス（Lach.／ブッシュマスター）のレメディーが話題に出てきているので、ホメオパシーを知っている方にはわかりやすいと思います。

恋愛における嫉妬というテーマに関して、ホメオパシーではラカシスというレメディーを使うことがあります。ホメオパシーのレメディーは肉体レベルやエーテルレベルへの作用を得意分野にしており、ラカシスの場合は高血圧や月経の問題などに対応します。

フジのエッセンスを必要とする人も、このラカシス的な問題をもっていることがあります。そういうときに、ラカシスのレメディーとフジのエッセンスを併用すると面白いと思います。相乗効果を狙って一緒に使っていただくのです。

フラワーエッセンスは、ホメオパシーのレメディーと比べて、より精神的なレベルの方が得意分野になるので、同時に使うことで多層的なアプローチが可能になります。個人の潜在意識レベルや集合意識レベル、魂レベルといった多次元の癒しになっていくと思います。

ですから、何か問題があるとして、たとえば複雑な人間関係のような事象が深い領域やカルマ的な問題から発生していると思うような場合に、ラカシスと一緒にフジのエッセンスをとっていただくことで、問題解決に導くスピードが早くなるのではないかと思っています。

●感情の抑圧と執着

日本人には感情を抑圧する傾向があります。感情を他人に直接ぶつけずに、じっと耐え忍ぶような文化があります。そのために、生霊をとばすようなことになりやすいような気がします。そういう生霊のようなものに悩むときに、フジのエッセンスはひじょうにいいのではないでしょうか。

東京都神代植物公園の植物多様性センターには観察に適しているフジの木があります。他の木に巻きついているのですが、幹の半分くらいまで埋もれるほど強烈に締めつけているのです。その木を見ているとつらくなるほどです。絶対に離さないぞという執念のようなものを感じます。そういう気持ちを楽にしてくれるのがフジのエッセンスで、精神的な波動を上げていくことで、執着を手放せるようにしてくれるのです。

藤はとても強靭な木ですが、その自分のエネルギーの強さを自覚して、ほどほどに使えるようになる必要もあるのではないでしょうか。巻きついている木が倒れてしまったら、自分も一緒に倒れますから。そういう側面もフジのエッセンスにあると思います。

●日本人の集合意識を癒す

古代日本を舞台にしたファンタジー作品を書いている作家の荻原規子（1959-）は、「和」を題材として西洋ファンタジー風の作品を書こうとしたとき、発想が『古事記』に引っ張られたという体験をしたといいます。それがデビュー作のファンタジー小説『空色勾玉』になりました。

私はその話を本で読んで、日本では『古事記』が地下水脈のように通っていて、この土地で生きている限りそれが出てきてしまうのだと思いました。どうやら『古事記』というのは日本の集合的無意識の世界でもあるようです。

フラワーエッセンスは個人の感情や人間関係を癒すものですが、さらに使っていくと集合意識にまで至ります。自分のなかにある DNA レベルの問題や、日本人のカルマ的テーマといった領域との取り組みが出てくるわけです。

日本の花から作られたファー・イースト・フラワーエッセンスは、日本人の集合意識を癒すツールでもあると思います。なぜなら、日本の神話や古典文学と深いかかわりのある植物を原料にして作られているからです。そのことをフジのエッセンスをとるときに、しみじみと感じます。

＊エッセンス体験＊

●フジのエッセンスの印象

私がはじめてファー・イースト・フラワーエッセンスのフジをとったのは、2016年の夏でした。まずはそのときに書いたフジのエッセンスのレポートから、抜粋を引用します。

たとえ肉体をもっていても、フジのたくましいつるをはいのぼり、
天高く清らかな場所をめざして、
自らの波動を引き上げることは可能なのだと知る。
世俗のごたごたから離れ、複雑な人間関係から身をひきはがして、
澄んだ世界を肺いっぱいに吸って、新しい生き方をはじめるためのサポートとして、
フジの花の高貴な香りが、体、心、魂の成長を呼び覚ます。
何かに頼らなくても、依存しなくてもいいとわかる。
支えとなるものにすがりつき、自らまきつかせたつるを、きっぱりと断ち切り、
たったひとり、光を目指す。
本来かかわる必要のない人間関係からの脱却。
たとえ大切な人間関係に見えたとしても、
不健全なコードがあれば容赦なく、魂の判断のもとにきっぱりと切り離す。
とてもクールなエネルギー。
情に流されず、天の判断のもと、いま必要ではない関係を切り離していく。
どろどろとした執着心。
真っ赤にやけつくような他者に対する怒りや嫉妬心。
押し合い圧し合いして狭いスペースをとりあうような争いごとに。
他人からいわれのない疑いを向けられるときに。
正統な理由もなく疎外されたり、妬まれたり、恨まれたりするようなとき。
理不尽な思いに。
からまりすぎて収集がつかなくなった集団のエネルギーを、
ぐるぐるまいたつるを真っ直ぐにするかのようにシンプルにほどいていく。

そして地上近くでざわざわと渦巻いていた低いエネルギーを引き上げて、
浄化し、高い世界へと旅立つ。

もう一つ、フジのエッセンスを使っているときに映像が浮かんできたときに書いたものです。

大勢の人の波をかきわけて目的地へと進む。
たくさんの人がぎっしりとひしめいている部屋なのに音はない。
しんと静まり返っている。
彼らの表情は苦しげにゆがんでいる。
肩をいからせている。
人々はそれぞれに小さな輪を作っている。
互いに口をぱくぱくと動かして言い争っている。
肩をこづきあう。
けれどフジのエネルギーに守られた私にはその声は聞こえない。
雑音はすべて消え、ただ寄り集まった人たちのうつろな姿だけが見える。
そのなかをゆっくりと目的地に向かって私たちは進んでいく。
小さな争いには巻き込まれない。
私のエネルギーを奪う争いごとには近づかない。
ただするすると彼らのわきをすり抜けて、
私たちは冷静な仲間たちといっしょに、光の方向へと進んでいく。
これが地球だ、これがいまの地球の人々だ。
先へ行こう。
無益な争いごとを避け、面倒な小競り合いを交わして、私たちは進む。
神話の息づく世界へと。
白く輝く存在の次元へと少しずつ上昇していく。
やがて、その世界と重なりながら、高い視点を保ちながら、
清らかで豊かな世界からインスピレーションを受け取りながら、
私たちは地球のエネルギーとともに暮らす。

当時は２週間くらいという少し短めの期間で使用していました。その間、瞑想や夢を通して情報や学びを受け取っていました。

私はフジをクールなハートとクールな眼のためのエッセンスと呼んでいます。フジを使うと、第６チャクラがひじょうに活性化して、くっきりと輝きます。距離を保ちながらものごとや世界を澄んだ瞳で見つめられるようになります。内側の陰陽のバランスがとれるエッセンスでもあり、女性性のネガティブさに偏り過ぎたときに、内なる男性性のポジティブな要素に光を当てて解決に導きます。

当時のレポートからもう少し引用します。

もはやいつわりは通用しない。
真実だけがはっきりと見える。
正直で曇りのないコミュニケーション。
もうだまされない。
どんなに甘くささやかれても、美味しい言葉を並べられても、
青い瞳は冷静に輝き、真実を鋭く見抜く。
もういつわりの世界では暮らせない。
偽の関係性のなかでは生きられない。
ただ正直に自分自身であろう。
たったひとり、私であろう。

第６チャクラがすごく活性化しましたので、ビジョンというキーワードも出てきました。

先を見通す力。
天をかけ、未来を見定める。
時を超えて、次元を超えて、自分の行先をしっかりと決定する。
未来予知の力。
まるで空を見上げ、天気をよむかのように、
エネルギーの行先を読み取ることができる。

その上で自分が近い将来にすべきことをはっきりさせ、
しっかりとしたプランをうちたてる。
やるかやらないかの判断を明確にする。
その上で、有益な情報を収集したり、必要な人間関係を構築したりする。
具体的な行動の前の計画、見通し、判断、決断にすぐれたエッセンス。
起業するときに。
会社やプロジェクトを立ち上げるときに。

このとき、木でできた重厚なテーブルの上に、大きな地図が広げられているイメージが湧いてきました。いま自分がいる場所には、赤いピンが目印としてつけられています。私はぐるりと全体を見渡して、地図をたんねんに分析して頭に叩き込んでいきます。さらに、その 1 枚の大きな地図を取り囲んで、自分と同じく熱心に地図を見つめている人たちの顔を、一人ひとりのぞきこみます。

見定めよう、ここは自分にふさわしい場所かを。
判断しよう、私はここで何をするのかを。
何を選び、何を捨てるのかを。
あるいは保留をするのかを。
そして、テーブルを囲む人々のエネルギーを読もう。
見かけや社会的地位、肩書では判断しない。
情に流されず、からみつく不要なコードを引き抜いて、
必要な人間関係だけをしっかりと残すのだ。
それはとてもとても大切なこと。
クールなハートとクールな瞳のなせるわざ。
先へ進むための大切な仕事。

けっこう男性的なエネルギーです。判断したりとか、目的をもって進んだりとか。これが女性的なエネルギーのフラワーエッセンスを飲むと、パステルカラーの世界が展開して、レポートもやわらかい感じになるのですが、フジは少し硬く

てクールな感じになっています。

●体験と学び

フジのエッセンスによる判断力やクールさを、実際に体験することがいくつかありました。

使いはじめて数日目の午後、家族に頼まれて車を運転しました。私は車の運転が苦手で、知らない道を走るときはいつも緊張してしまい、家族に道を何度も確認しながら走るのです。でも、この日は黙々とスムーズに走り続けられました。

そのとき、私はいままで車の運転時に冷静さを欠いていたのだなと、しみじみ思いました。車の運転にはたくさんの情報を処理する能力が必要です。それも同時に処理したり、とっさに判断したりすることが求められます。すぐに信号が変わるとか、急に子どもが飛び出してくるとか、そういう突発的なことがあるときにもクールに対処できなければなりません。私はそれが苦手だったのです。特に、うちの車は家族の趣味でマニュアル車だったので、坂道発進が嫌でした。ですから、坂道を走っていると「ここで止まりたくない」と、怖くてしかたがありません。いつもそういう情報が頭のなかに渦巻いていました。それが、フジのエッセンスのおかげで、とてもクールに運転している自分を発見できたのです。

また、私は当時、占星術の講座にしばらく通っていました。ただ、私は数学が苦手でして、ホロスコープ上に散らばる記号や数字を見て、角度の計算をしたりすると、「興味深いけれども自分には向かないかもしれない」と感じていました。ところが、フジのエッセンスをとりはじめると、急に「占星術って思ったほど難しくないかもしれない」と思うようになったのです。占星術が難しく感じられたのは、実は数学が苦手だと思う気持ちに強く引っ張られて、冷静さを欠いた状態で講座を受けていたために、十分な理解に至れなかったのだということに気がついたわけです。

それだけではなくて、これは講座に限った話ではありませんけれども、人が集まっているところにいると、まわりの人たちの感情や不必要な情報を取り込んでしまうことがあります。その処理に追われると、集中力を欠いた状態になります。そのことも、占星術が難しく感じられたことに関係していたかもしれません。ところが、フジのエッセンスをとると、まわりの人の感情をクールに流せるようになり、集中できるようになったのです。もちろん、まわりの人たちのさまざまな情報は受け取っていました。受け取ってはいたけれども、私自身の感情が落ち着いて平静だったおかげで、過剰に反応して動揺することなく、素早く処理することが可能になっていたのだと思います。

フジというのは感情マスターのエッセンスかなと感じることがあります。とても敏感な人やデリケートな人が、落ち着いて平常心を保つことをサポートしてくれるような気がします。周囲に感情的な不調和があっても、自分自身の感情を平静に保つことで影響を受けにくくなるのです。

クールなハートで情に流され過ぎることなく、しかし、つねに愛にとどまることができる。フジのエッセンスをとっているときの私には、そういう感覚がありました。

そのときのレポートには「ハートの力と第３の目の力が結びつく、美しい青紫色のエネルギー」と書いています。それが私のフジのエッセンス体験でした。

もう一つ、家族のケースを紹介します。私の娘は当時、女子高に通っていました。学校で仲良くしていた友人のグループがあったのですが、そこで話題となるネガティブな人のうわさ話には興味がなく、波長が合わなくなってしまいました。そのグループとは距離を置きたいのだけれども、向こうから積極的に誘われてこまるというので、娘にはフジのエッセンスをとってもらいました。

とりはじめると、彼女はすぐにグループの人からの誘いを自然な形でことわり、一人で過ごしていたそうです。２日ほど一人でいたところ、別の友達が声をかけてくれて、いまの自分にあった仲間たちと過ごせるようになりました。以前のグループの人たちは距離を保てるようになったのですが、しばらく接しないでいたところ、彼女たちのことがそう嫌でもなくなったといいます。このように、フジのエッセンスをとることで、葛藤とストレスが減ったというケースです。

サイカチ

Gleditsia japonica

その他のエッセンス

キーワード

怒り・人間関係のバランス・調和

調和した状態

バランスのとれた人間関係。他人に対する寛容さ、やさしさ、穏やかさ。

不調和な状態

激しい怒りの表出とその後の悲しみ、虚しさ。男性社会での対立。不調和を招く強い自己主張。

分　類	：マメ科サイカチ属
学　名	：*Gleditsia japonica* Miq.
和　名	：サイカチ（皀莢）
花　期	：5～6月

テーマ

怒り（激しい怒りの表出）
悲しみ（怒りの奥にある深い悲しみ）
頑固（対立を招く頑なな自己主張）
孤独（激しい怒りの後の孤独感）
絶望（激しい怒りの後の虚しさと絶望）

肉体・エネルギー面

頭重感。
目、視界がクリアになる。
鼻、鼻腔。
肩、首、背中。
深い呼吸。緩む感覚。眠気。
第2チャクラ、第6チャクラ。

感情・精神面

ゆったりした気分。心の静かさ、穏やかさ。
悲しみ、泣きたくなるような。
泣き崩れる。空虚さ。
怒り、手がつけられない。
「攻撃は最大の防御」。

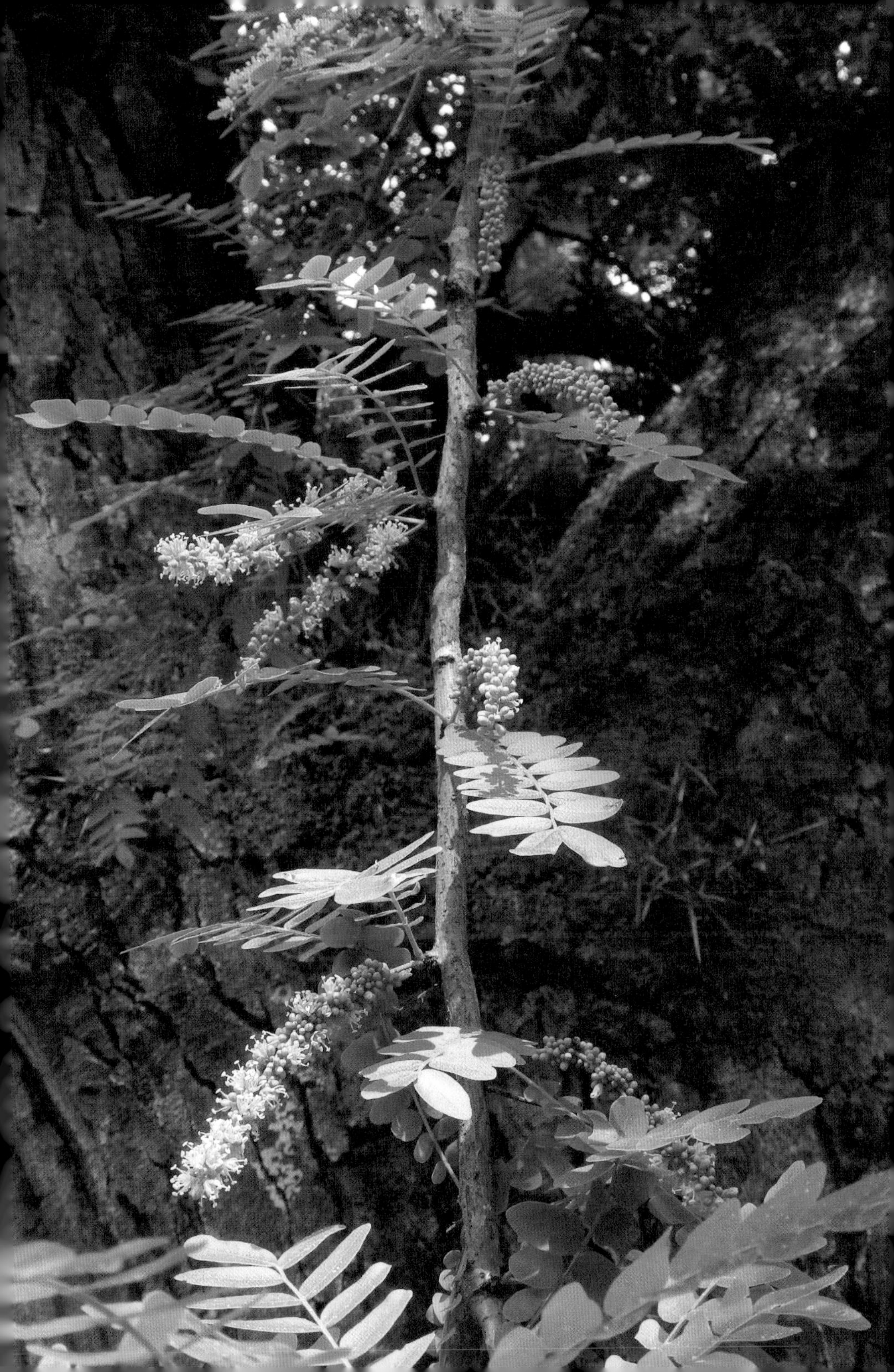

＊植物の特徴＊

●枯れると赤くなる鋭い刺

　サイカチはマメ科サイカチ属の植物です。成長が早くてけっこう大木になります。『ファー・イースト・フラワーエッセンスガイドフック』を見ていただくと写真が載っていますが、太いとげがあります。これがサイカチの大きな特徴です。日本の植物のなかでもこんなに立派な刺がある植物はなかなかありません。観察をするとわかるのですが、幹だけでなく細い枝にも刺がついています。葉の付け根から鋭い刺が出ていて、この刺は枝が変化したものであることがわかるでしょう。

　サイカチはマメ科に特徴的な豆果と呼ばれる果実をつけます。サイカチのさやは平べったい形をしてねじれています。私の祖父の家にぶら下げられていた、蝿取りリボンを思わせるような形です。さやにはサポニンという成分が含まれていて、戦時中に石けんの配給がなくなったとき、石けんの代用にされたといいます。さやのなかには 1cm ほどの種が 15 粒ほど入っています。

　サイカチの刺と種子は乾燥させてから混ぜて煮出し、腫れものの膿を出すのに使われたといいます。ホメオパシー的には、膿がたまる症状は怒りの蓄積と関連づけたりしますので、サイカチにもそれが当てはまるかもしれません。

　サイカチは幹や枝の鋭い刺が災いを防ぐとして植えられました。また、サイカチの木は移動する際の目印にしたり、馬を洗うのにさやが使われたりして、日本の武士たちにはなじみのある木だったそうです。武士たちはサイカチという名前を再び勝つ「再勝」に置き換えて、戦いに勝ち続けられるようにと、好んで屋敷に植えていました。岩手県一関市には樹齢 300 ～ 400 年になるサイカチの巨樹が点在しています。これは豊臣秀吉によって滅ぼされた葛西家の旧臣が北上川の流域に百姓として土着して、地下に潜伏しながら再起をはかるために、同志の目印として屋敷の角に植えたと伝えられています。そこには武士たちのロマンが関係しているのです。

＊エッセンスの質＊

●抑圧した怒り

サイカチのエッセンスは、社会的な対人関係のバランスや、悲しみをもった怒りによいとされています。サイカチの刺は枯れると赤くなっていくのですが、それは抑圧した怒りを象徴しているといいます。

赤色は怒りと関係しています。怒りという感情を絵に描いて表現すると、実際に赤色を使う人が多いと思うのです。

ベイリー・フラワーエッセンスには「不満と怒り」というコンポジットエッセンスがありまして、そのなかにはレッド・ポピー、ファイヤーソーン、ホリー・リーフという三つのエッセンスが入っています。レッド・ポピーは名前のとおり真っ赤なヒナゲシの花が使われます。ファイヤーソーンはピラカンサの一種のエッセンスで赤色の果実から作られます。ホリー・リーフはセイヨウヒイラギの葉のエッセンスで、これも果実が赤くなります。ですから、このコンポジットエッセンスに入っている植物には、すべて赤色というキーワードをもっていることになります。

●男性同士の争い

サイカチのエッセンスは、男性同士、もしくは男性性の強い女性同士の、表だったダイナミックな争いによいと思います。そこに隠れた女性的なエネルギーが立ち上がってきて、平和的な解決へと導いていく感じがあります。

一方、女性的なエネルギーが強く出て、女性性の影の部分である陰険な感じがあるときや、女性同士が裏で争うような場合には、フジのエッセンスがよいでしょう。男性的なエネルギーの冷静さや客観性、分析力が立ち上がってきて、問題解決へと導かれていくでしょう。

このように、人間関係のトラブルの種類で、男性性のぶつかりあいか、女性性の争いかということで、サイカチとフジのエッセンスを使い分けることができると思います。

＊エッセンス体験＊

●サイカチのエッセンスの印象

サイカチのエッセンスとったときに、こんなイメージが浮かんできました。

男性同士がお互いに納得しなから
手をとり、肩を抱き合う。
争いごとをおさめ、破壊のエネルギーをおさめるために。
不調和を白色で浄化し、
そのあとに緑色でやさしく包み込む。
場にふりまくことで調和し、穏やかになる。
話し合いや会議の前後に。
当事者同士が、上司と部下が、
お互いを理解して、義兄弟のように仲良くなる。
同じ目的のために仲間がハートで結びつきあう。

こういうイメージが何度も湧いてきました。サイカチが武士たちの好んだ木であるということは、その数年後に知りました。でも、このときのイメージにもそういう空気がとても感じられます。

●ケースから

サイカチのエッセンスを使った人のケースをいくつか紹介します。

はじめに、両親が感情をコントロールできるようになり、家族関係が改善したケースです。

この家族では、娘がアスペルガー傾向で自分本位な発言が多く、それに対して母は日常的にダメージを受けやすく、そのあとに切れて、さらに自己嫌悪に陥るというパターンを繰り返していました。母はサイカチのエッセンスをキッチンに置いておき、苛立つたびに使用しました。すると、その行為自体でワンクッションおけることも手伝い、怒りを爆発させることなく冷静さを保てるようになっていきました。

次に、サイカチとヤブツバキのエッセンスで、夫婦の喧嘩がなくなり仲がよくなったケースです。妻は突然きれやすい傾向があり、いつも夫と大喧嘩をしていました。そこで、妻にサイカチのエッセンスを使ってもらいました。1か月とり続けたところ、怒りがおさまるようになりました。その後、ヤブツバキのエッセンスに変えてさらに使い続けると、喧嘩をしないばかりか夫婦仲がよくなり、穏やかに生活を楽しめるようになりました。

もう一つ、サイカチをとったときに見た夢という話も紹介します。

空にむかって鋭い刺のある木が伸びている。
そこに顔だけの男の人が血だらけになってからまっている。
場面が変わり、真っ黒な宇宙空間で、
「宇宙戦艦ヤマト」がつらなって出航しようとしている。
惑星の向こう側からヤマトの艦首が顔を出して、
さあこれから戦いにいくぞという気分になっている。

こういう夢を見たという方がいます。サイカチが武士の木であることを象徴していると思います。

ちなみに、サイカチは緑色の花なので、ハートチャクラというテーマも若干含んでいます。ですから、たとえば赤色の花のヒガンバナのようなエッセンスよりも、わりとソフトにはたらいて、和解や許し合いという方向にシフトしていきます。

ただし、その争いが激しくなってきた場合には、ハートチャクラのエッセンスをさらに足していただくといいでしょう。たとえばオオシマザクラやウメのようなものを加えるといいわけです。

ネムノキ

Albizia julibrissin

12の花ごよみシリーズ 7月

キーワード

幻想・インスピレーション・
感受性

調和した状態

繊細さ、感受性、直感力などの女性原理のはたらきが高まる。イメージの世界が広がる。女性的な魅力を輝かせる。

不調和な状態

睡眠障害。悪夢。精神面における女性原理の否定。女性的なものに対する偏見。パートナーシップの問題。

分　類	マメ科ネムノキ属
学　名	*Albizia julibrissin* Durazz.
和　名	ネムノキ（合歓木）
花　期	6～7月

テーマ

インスピレーション（幻想的な想像力、直感力を高める）
恐怖（悪夢を見て恐怖で目が覚める）
情熱（胸がときめくような情熱的な恋愛感情）
女性性（女性としての人生に喜びを見出す）
瞑想（幻想的な世界に心を遊ばせる）

肉体・エネルギー面

視界が明るくなる。
寝つきがよくなる。夢。
第6チャクラ。

感情・精神面

腹が立つ、苛立つ。
衝動的な感情の表出。
自己嫌悪。
家庭的になる。
冥界のイメージ。
自分の美しさに目を開く。

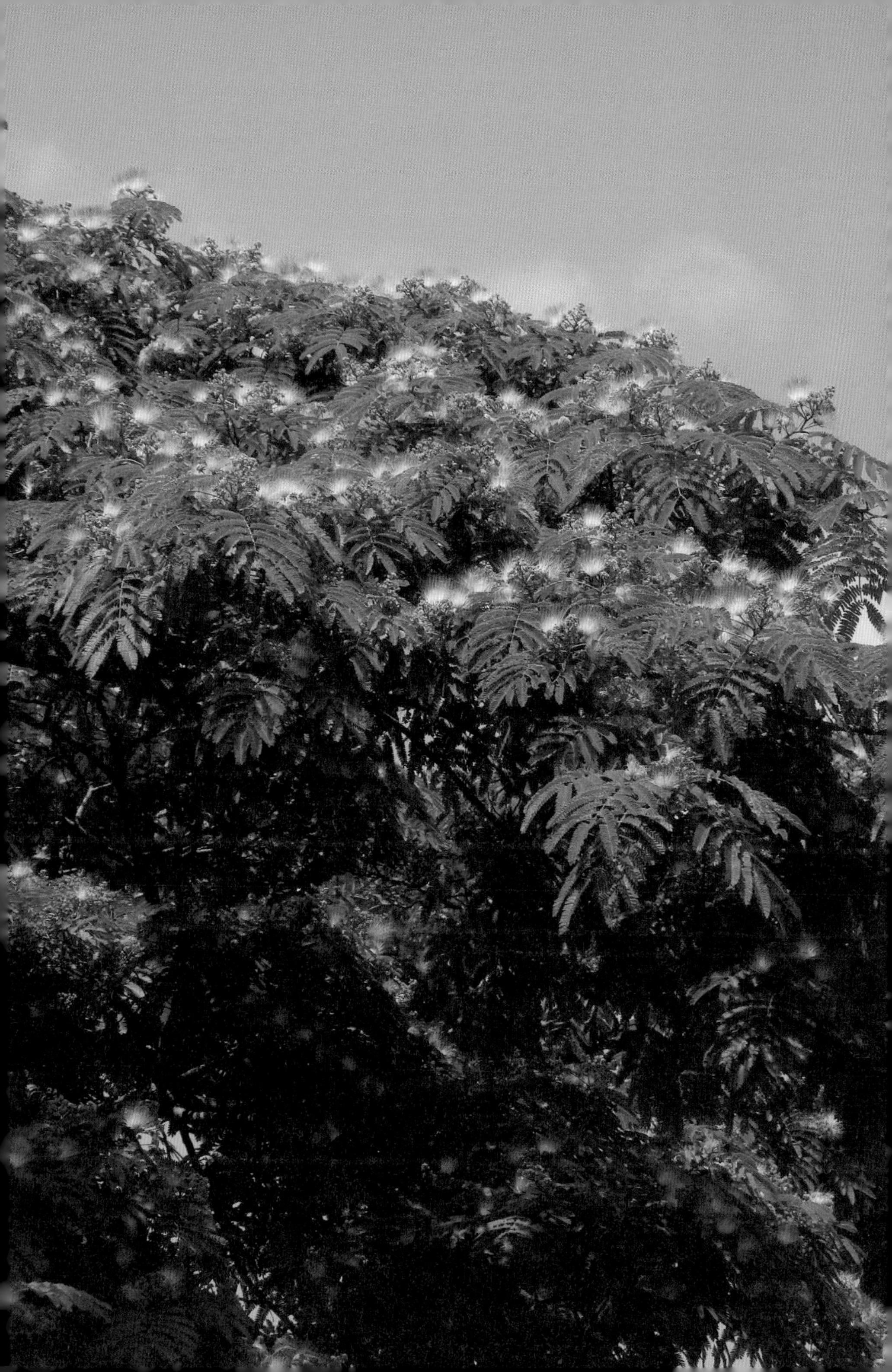

＊植物の特徴＊

●夕方になると眠る木

ネムノキはマメ科ネムノキ属の植物です。ふだんはあまり目立たない木ですが、６～７月になると、ブラシノキの花をさらに広げたような独特の形をした、マゼンタ色をした花が枝いっぱいに咲きます。満開のときになると、人が集まってくるような光景を、公園で見かけたりします。花のあとには、10～15個くらいの種子が入ったさやがぶら下がります。庭木としてもわりと人気がある木のようです。

ネムノキという名前の由来は、夕方になると葉を合わせて閉じてしまう様子をたとえたものだそうです。地方によっては「眠た木」（ねむたぎ)、「眠りの木」（ねぶりのき)、「眠り子」（ねむりこ）などの方言があり、「眠りの木」が転じてネムノキになったといわれています。

このように植物が夜になると葉を閉じることを就眠運動といいます。ネムノキにはそういう特徴があります。

植物にとって１日のリズムを保つことはとても重要で、昼は葉の角度を調整しながらほどよく光を浴びて、夜は葉を閉じて大切な水分を保持しながら、内部で静かに代謝や成長をおこなっています。

花の特徴としては、陽が傾くころから咲きはじめるということがあります。花は日中でも開いているのでチョウの仲間が飛んでくることもありますが、夜に訪れるスズメガ類が送粉者になります。ですから、ネムノキの花は夕方から咲くのです。

●ネムノキの品種と近縁種

ネムノキには白い花が咲く品種のシロバナネムノキがあります。また、黄色い花が咲く近縁種のオオバネムノキもありますが、これは日本では宮崎県にのみ自生する絶滅危惧種です。

むかし日立グループのテレビCMで「この木なんの木」というのがありました。この木の名前はアメリカネムノキで、果実をサルが好むことからモンキーポッドとも呼ばれています。ネムノキに似ているのですが、もっと大きくなる木で、傘のような形になる樹冠の周囲が 180m になるものもあります。日立グループの CM で使われていた木は、ハワイのオアフ島にあります。公園のオーナーが亡くなったときに伐採の危機もあったのですが、オーナーの親族が公園を買い取ることで伐採を免れたそうです。

世界のフラワーエッセンスで、ハワイとバリの花から作られているジェーンベルエッセンスというブランドがあります。このブランドにはモンキーポッドツリーというエッセンスがあります。大きな傘のような形になる木なので、安全な天蓋で覆われて守られるような、男性性の育みのエネルギーを養うエッセンスです。

私はたまに、生育する国の垣根を越えた近縁種のエッセンスで、コンビネーションを作ります。ハワイのモンキーポッドツリーと、日本のネムノキの組み合わせは、なかなかいいのではないでしょうか。モンキーポッドツリーで男性性、ネムノキで女性性ということで、内なる男女のバランスをとるコンビネーションになるわけです。

＊エッセンスの質＊

●眠りの木としての特徴

ネムノキのエッセンスは、私たちの体内時計が正常なはたらきを取り戻せるようにはたらきます。実際に、睡眠のサイクルや質がよくなったというケースがいくつか寄せられています。睡眠障害にもいろいろな症状や原因がありますが、ネムノキのエッセンスは、自然界のリズムに同調することで自然な睡眠サイクルを取り戻し、無理なく体を休められるようにサポートするはたらきがあるのです。

それ以外にも、夢を通してメッセージやインスピレーションを受け取るというケースもあります。たとえば、何か知りたいことがあるときに、ネムノキのエッセンスを飲んで眠ることで、夢のなかで答えを得られたというケースがありました。ネムノキはドリームワークをするときにひじょうにいいエッセンスです。

特に睡眠障害には、オニグルミのエッセンスとコンビネーションで使うといいでしょう。オニグルミは脳に作用するので、頭を使い過ぎて眠れないようなときに使うのですが、ネムノキの方は活動して眠るという自然のサイクルに同調させてくれるので、神経が鎮まり、興奮がおさまって、相乗効果で入眠しやすくなります。

ホメオパシーとの併用の場合には、バレリアナ（Valer.／セイヨウカノコソウ）やパッシフローラ(Passi.／チャボトケイソウ)のレメディーやマザーチンクチャーがあります。原因によってはパイニールグランド（Pineal.／松果体）やアメジスト（Ameth.／紫水晶）なども候補にあがってきます。これらのレメディー等にネムノキのエッセンスを加えると、ただ睡眠障害が改善されるだけではなくて、よりスピリチュアルなテーマに光が当たり、人生の質が高まるような方向へとゆるやかにシフトしていくことをサポートしてくれます。ネムノキのフラワーエッセンスには精神性を高めるというテーマがあるので、そういう相乗効果も期待できるでしょう。

●夜に花が咲く植物の特徴

夜に花が咲く植物は、アストラルレベルのエネルギーが優勢気味になります。しかも、ネムノキの花は地面近くではなく高いところに咲いていることもあり、高い精神性と関係しています。それゆえに、ネムノキのエッセンスをとると、夜の世界、夢の世界の感受性が高まるのです。アストラルレベルの低い層ではなく高い層に作用することで、インスピレーションや想像力がかきたてられて、幻想的な美しいビジョンを見たり、瞑想の助けになったりします。ですから、ネムノキのエッセンスは芸術家タイプの人にお勧めです。

ホメオパシーのレメディーでは、チャイナ（Chin.／キナの皮）が芸術家タイプに合います。アイデアが湧きすぎて神経がたち、不眠に悩む人にも適しています。こういう人はアストラル体が膨張気味で肉体とのつながりが少し弱くなっています。この状態はネムノキのエッセンスがあう人と似ています。ネムノキのエッセンスは、アストラル体がエーテル体寄りのときには感受性を高め、拡張気味のときはやさしく調整します。

●ネムノキと女性性

マメ科のエッセンスには、セクシャリティーをテーマにしているものが多くあります。ベイリー・フラワーエッセンスのドワーフ・パープル・ベッチやタフテッド・ベッチ、オーストラリアンブッシュフラワーエッセンスのウィステリアなどもそうですが、ネムノキもひじょうに関係があるという報告があがってきています。私自身もそういう体験がありました。

ですから、女性性を高めるために、バラ科や他のマメ科のエッセンスとともに、ネムノキを使っていただくといいでしょう。

ホメオパシーとの併用の場合、たとえば健康相談でクライアントが中年女性で主訴にホルモンバランスの問題が深く関係しているようなケースであれば、メインに更年期のレメディーを出し、内分泌サポートをするところに、さらなる候補としてネムノキのエッセンスも検討してみてください。

＊エッセンス体験＊

●夕暮れの合歓の木の下で

2016 年 8 月と 2017 年 6 月の 2 回にわたり、ネムノキのエッセンスをとった時の体験をシェアさせていただきます。

2016 年 6 月、ネムノキの花が咲きはじめたころ。私は友人たちと一緒に、都内の公園へ植物観察に出かけました。

ネムノキには、花が夕方に開きはじめるという特徴があります。日が傾き、あたりがうっすらと暗くなり始めた頃。たくさんの淡紅色の花が、薄紫色の空へと浮かび上がります。

静かな公園で、木の下にいるのは私たちだけでした。それはまるで夢のような、幻想的な光景でした。

同じ年の夏の夜、初めてネムノキのフラワーエッセンスをとりました。目を閉じると、あの日公園で受け取ったイメージが、色鮮やかに蘇ったのです。

ネムノキの花が揺れる。
風に吹かれて、木の枝がざわめく。

私たちはいつのまにか、公園のネムノキの前に立っている。
まるで一番星を探すかのように、
木のずっと上のほうで優雅に咲く、やわらかな紅い花たちを見つめている。

目を閉じ、ゆっくりと深呼吸をする。
そして木の幹に触れ、ネムノキと深く、深く繋がってゆく。

意識がふうっと軽く、遠くなる。
肉体の重さが消える。

私たちはネムノキと深くアチューメントしたまま、上空へと浮き上がる。
軽く、軽く、やわらかく。

ネムノキの花のように、私たちもどんどん、やさしく軽やかに変容する。

内側から、やさしい声が聞こえる。

「さぁ、天上に住む存在とつながって」
「地上へと、天の愛を持ち帰りましょう」
（フラワーエッセンス使用時の瞑想メモより）

ネムノキのフラワーエッセンスは、五感を高めて感受性を開くサポートとしてはたらきます。見えないものを見て、聞こえない音を聞き、触れられない「形なきもの」に触れる体験を、やさしく呼び覚まします。騒がしい日中には眠っていることの多い、女性的な繊細な感覚を高めることによって、聖なる扉がそっと開いていきます。

ネムノキのフラワーエッセンスは、普段はベールの向こうに隠れている神秘的な世界へと、私をそっと導いてくれました。

天の衣を纏い、天上の音楽を奏でる、美しい仏たちが見える。
その瞳は閉じ、または伏せられている。

仏たちは穏やかな表情で、静かな笑みを浮かべている。
ほんのりと色香の漂う、その微笑み。

うすく紅の引かれた唇の端が、ほんの少し上がり、
かたちのよい小さなしろい歯が、ちらりとこぼれる。

魅惑的な仏たちは、透き通る天の衣を靡かせて、空中に静止している。
その姿はハッとするほど美しく、そしてなぜか、とても切なくハートを揺さぶる。

仏たちの手には、一つひとつ楽器が納められている。

「私たちは」「仏でありながら」
「この世にうまれおちた人であり」

「そして大いなるもの（サムシンググレート）のために」
「こうして音を奏でているのです」

ひとりの仏の姿の女性が手にした楽器が、しゃらんと鳴り響く。
仏は目を閉じたまま、手も動かさずに、天上の音楽を響かせてゆく。

ひとり、ひとりと、女性たちは楽器を鳴らしはじめる。
その音がゆっくりと融合し、やがてひとつとなってゆく。

地球を癒す音楽が、地上で生きるすべての生き物たちへと降りそそぐ。
仏たちの織りなす奇跡のわざを、
ネムノキの木陰で、肉体に戻った私たちが見上げている。

都会の公園の、夕暮れ。
満開の花の下で、私たちはそっと目を閉じる。

そしてゆっくりと、静かに眠りに落ちてゆく。

（フラワーエッセンス使用時の瞑想メモより）

また薄紅のネムノキの季節が巡ってきました。夕方の静かな公園に漂っていた、甘い甘い花の香りを思い出します。約1年ぶりにエッセンスをとってみると、すぐに強い感情が浮き上がってきました。

心の奥に閉じ込めていた不満と怒り。他人へのあらゆる批判。普段感じているのに口に出せず、表現できずに渦巻いていることが、噴火寸前まで溜まっていたのだと感じました。

ネムノキの、まるで花火のような放射状の赤い花が、抑圧した感情を外へと放出するのを、助けてくれているのを感じました。

翌日、家族とテレビのトーク番組を見ていた時。中年の女性タレントが、自らのふくよかな体つきについて自虐的なコメントをしているのを見て、ざわざわと心が揺れるのを感じました。

私自身も同年代の友人たちと、時々そんな会話を交わしていたのです。年齢による外見の衰えや、年を重ねるごとに体型が変わっていくことについて。互いに苦く笑い合いながら、わざとネガティブな言葉だけを選び、自虐的に話すことがあったのです。

マスコミが流し続ける偽りの価値観に、どこかで深い違和感をおぼえながら。けれども、その場の話の流れに乗って、ほとんど反射的に、女性である自分を貶めることがあったのです。

この日、もうそれはいいのだ、とはっきりと感じました。私はもう、ネムノキの誘う、甘くやさしい女性の世界の真ん中に立っているのだから、と。

外側から押し寄せるあらゆる批判が、とろとろと溶けてゆく感覚。

あたたかい熱に炙られて。

あぁ、これは昼の間に、大地に蓄えられていた地熱なのだ。
そのじんわりとしたあたたかさが、夜に咲く花を包み続けている。
ネムノキの花が、暗闇の中でうっすらと発光しているように感じるのは、きっとそのせいなのだと。
闇に隠れて花の姿は見えなくても、その美しさはそこにあり続ける。私たちの体の中に内在する本当の美しさは、いつもいつも、そこにあり続ける。
ネムノキの花たちが、私たちの手をそっと引いて、そこにアクセスするようにやさしく導いてくれる。「ここに扉があるよ」、と。
私はゆっくりと扉を開けて、女性の真の美しさに出会うのだと、そう感じたのです。

銀色の繊細なベールにふわりと包まれた、女性の裸身が見える。
それはやさしく、淡紅色にひかっている。
美しいな、と憧れのまなざしで、私はそれを遠くから眺めている。

なめらかなフォルム。
やわらかな曲線。
ほのかな紅色に染まる肌。

それは自分の本当の姿なのだと、もう、私は知っている。
私はゆっくりと、少しずつ、輝きへと近づいてゆく。

薄紅色の花がたくさん咲く、ネムノキの木を見上げた時のように。
まるで、その甘い香りを嗅いでいる時のように。
ネムノキのエッセンスが、そっと誘うのです。
聖なる天女と出会うための、内なる扉へと。

ヤマハギ

Lespedeza bicolor

12の花ごよみシリーズ 8月

キーワード

内気・慎重・秘めた情熱

調和した状態

慎みの中に自分を表現できる。秘めた情熱。柔軟な精神。大胆さと謙虚さのバランス。トラウマからの回復。

不調和な状態

トラウマから慎重になり過ぎる。自己表現ができない。繊細で失敗や孤独を恐れる。

分　類	：マメ科ハギ属
学　名	：*Lespedeza bicolor* Turcz
和　名	：ヤマハギ（山萩）
花　期	：7～10月

テーマ

孤独（いつも側に誰かがいて欲しい）
消極的（内気で慎重すぎる。自己表現ができない）
情熱（内に秘めた形で情熱の炎を燃やす）
トラウマ（トラウマから何事も消極的になる）
不安（失敗することに対する不安）

肉体・エネルギー面

胸。
頭がボーっとする。
甘味。
体のあたたかさ。

感情・精神面

頼りない感じ。
小さい女の子のイメージ。

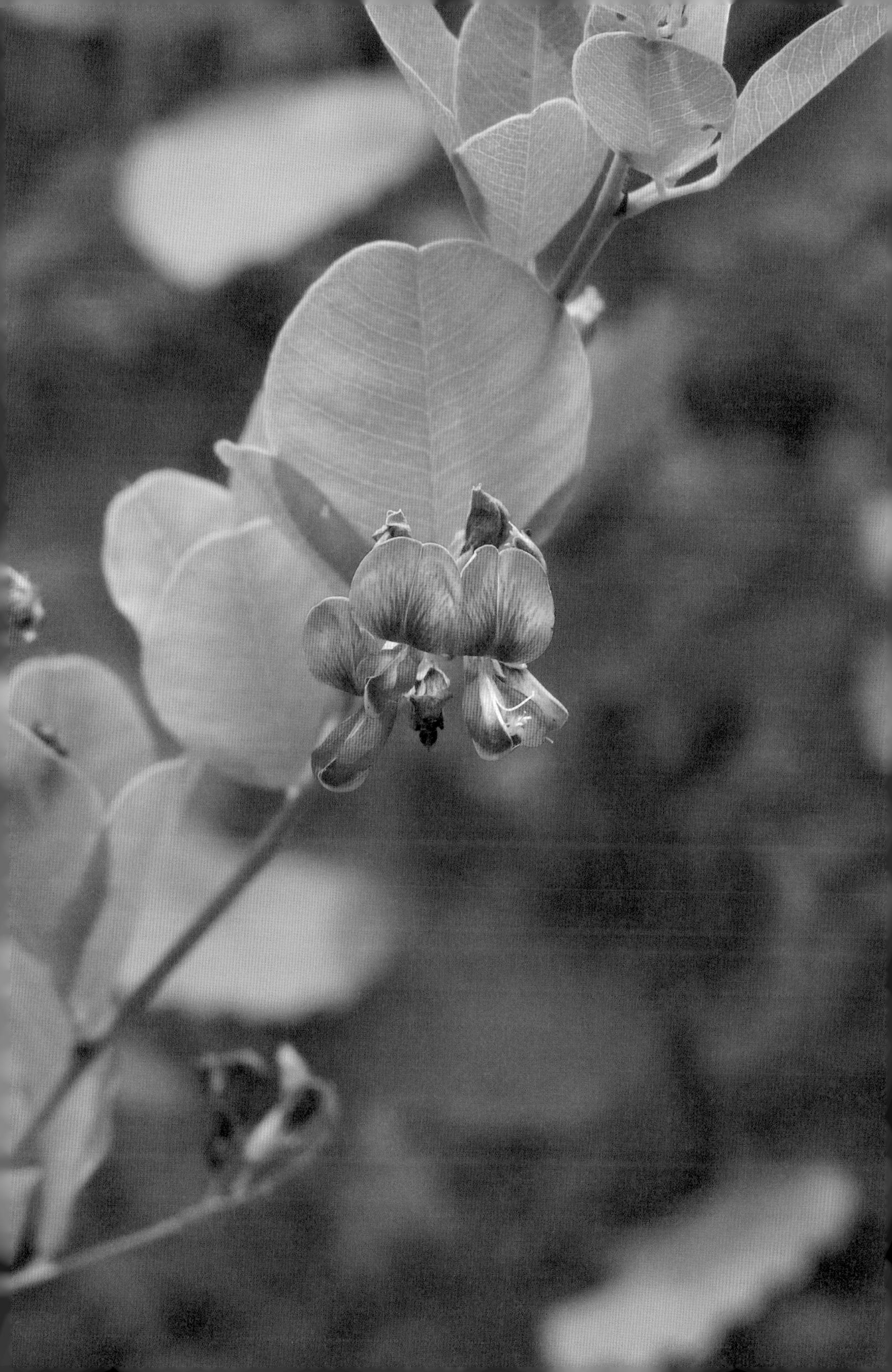

＊植物の特徴＊

●謙虚な美しさと秘めた情熱

ヤマハギは地味な植物だと感じる人も多いでしょう。たとえば、ヒマワリやユリの花が見る人の心をパッと一掴みするのとは異なり、あまり目立たない印象があります。

ところが、『万葉集』ではハギはウメやサクラを超えて、もっとも数多くの歌に詠まれている花なのです。ハギを季節の代表的な花として愛でる感覚は、日本人らしい優しい視点だと思います。実際に、道ばたで足を止めてハギの花をじっくり眺めると、何とも可愛らしいのです。その花は円い緑色の葉っぱにとまる、小さな赤紫色の蝶のようにも見えます。強く主張することなく、いつの間にか日本の風景にすんなり溶け込む姿は、この花の資質の一つであろう謙虚な美しさを表現しているのではないかと感じています。

ふだんは内気な人が、秘めた情熱を外へと表現して、積極性と行動性を発揮すると同時に謙虚さを持ち続けていく。これがヤマハギのエッセンスがあらわす人物像です。こうしたヤマハギの特徴は日本の文学などにも見られます。

＊エッセンスの質＊

●いぶし銀のように効く

『ファー・イースト・フラワーエッセンスガイドブック』を読むと、ヤマハギのエッセンスには、ホメオパシーのポースティーラ（Puls.／セイヨウオキナグサ）のような、依存傾向というテーマが見えてきます。

依存心の強い人がヤマハギのエッセンスを使う場合には、積極的に自立する方向へとむかいますけれども、しばらく使いつづけていくとバランスされていきます。自分でも行動できるし、ほどよく他人に頼れるようというように、いい感じで落ち着くのです。「目立たない方が安全だと思っていたけれども、意外と外の空気は甘いのだな」という気づきがあったりします。自己肯定感が上がりますし、それにしたがって外部の評価や反応も変わります。

ヤマハギは地味だけれども、いぶし銀のように、じわじわと効いていくエッセンスです。やりたいことをできないときに、軽く背中を押してくれます。自分の魅力を外側へソフトに押し出していきたいという方にはお勧めします。引っ込み思案の子どもにもいいエッセンスです。

＊エッセンス体験＊

●内なる自己の癒し

ヤマハギのエッセンスの体験やケースでは、交友関係で積極的になるということがありました。

私自身の体験では、よく丸いものが目に飛び込んでくるようになりました。丸くてこじんまりしたキャラクターグッズが気になったり、幼い子どもや若い女性の体の丸みに見られるやわらかそうな曲線が愛おしくてたまらなくなったりしました。ふだん可愛いと思わないようなものまで可愛らしく見えて、「可愛いって正義」だなと思いました。

それと同時に、「いい年齢なのだからパステル色のふわふわした服などみっともない」「クールでキリッとしよう」「大人として振る舞おう」といったジャッジがやわらぎました。「そういうのもありだよね」「いつまでも女子だものね」。ヤマハギはそんな気分になれるエッセンスでもあります。

ヤマハギのエッセンスを長く使っていくと、まわりの男性に対する見方も変わってきました。自分と他人へのジャッジが外れることで、男性を素直に見られるようになるのです。テレビの俳優がかっこよく輝いて見えました。家族の男性にも抵抗なく頼れるようになります。電車のなかのおじさんに向ける視線まで好意的になってきました。世界がとても神聖なものに見えました。

振り返ってみると、そういう変化に先駆けて、自分自身がまず内なる男性性の輝きを肯定していることに気づきました。積極的に外出したり、行動したりするなかで、内なる男性性を軽やかに前に出していたのです。内なる男性性を癒して肯定すると、外なる男性たちと仲良くなれるということなのでしょう。ヤマハギのエッセンスは、そんな気づきをもたらしてくれました。

クズ

Pueraria montana var. *lobata*

その他のエッセンス

キーワード

バイタリティー・不屈・解放

調和した状態

　バイタリティー。生きる情熱、たくましさ。精神やオーラなど各層の保護と修復。葛藤の解消。トラウマからの回復。

不調和な状態

　消耗した状態。心身に大きなダメージを追っている。感情的、精神的にもつれて混乱している。本質や方向を見失う。

分　類	マメ科クズ属
学　名	*Pueraria montana* (Lour.) Merr. var. *lobata* (Willd.) Sanjappa & Pradeep
和　名	クズ（葛）
花　期	8～9月

テーマ

グラウンディング（混乱した状態でも動じない強さ）
混乱（感情的、精神的にもつれて混乱）
情熱（困難をものともせず生きる情熱）
絶望（絶望的な状況にも屈しない）
ショック（精神的・肉体的ショックからの回復）
転機（自らの向かうべき目標を見失う）
トラウマ（精神的・エネルギー的なダメージがある）
保護（傷ついた肉体・感情・オーラの保護と修復）

肉体・エネルギー面

頭痛が治る。
視界がはっきりする。
鼻づまりが治る。
聴覚が敏感になる。
咳がたくさん出る。
バイタリティー。疲れに気づく。
細胞・エネルギーの保護、修復。

感情・精神面

生きる情熱。
気持ちが静まる。
迷い、混乱に対する導き。
解放感。すっきりする。

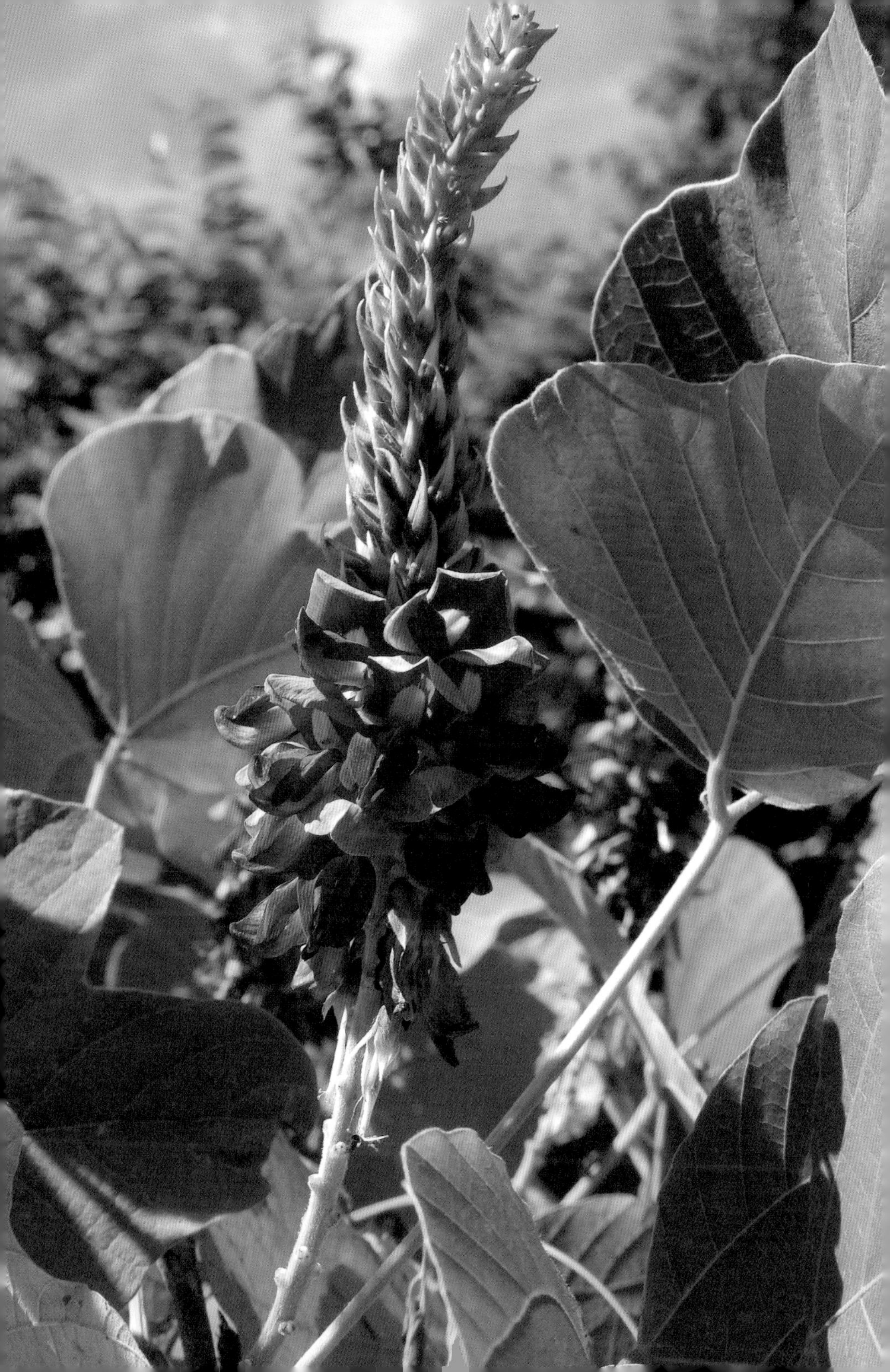

＊エッセンスの質＊

●疲労や消耗をしているときに

クズのエッセンスは肉体に損傷を受けた人や、バイタルフォースの弱った人をサポートします。肉体労働や長距離移動で疲れたときや、看護や介護などをつづけて鬱っぽくなってエネルギーが低下したように感じるとき、病気の回復期など、肉体レベルでも精神レベルでも、何かしらの消耗をしているとき、かなり広範囲に使える、使いやすいエッセンスです。たとえば、夏場に暑さで気力や体力を消耗しているときには、バイタリティーを上げるたくましいクズのエッセンスを、ぜひ使ってみてください。冬場に風邪やインフルエンザが流行しているときにも、クズのエッセンスが役に立ちます。休養しながらとってみてください。

＊エッセンス体験＊

●紫色の葛の花に導かれて

2015年12月からの1か月間、クズのエッセンスをとった時の体験をシェアさせていただきます。

年末年始の数日間、私は結婚して初めて、たった一人で過ごす正月を満喫していました。家族は実家に帰省し、私は飼い始めたばかりのペットのお世話で、一人で自宅に残ることになったのです。まるで天からのプレゼントのような、なんの予定もない自由な時間。寂しさは感じず、なんともいえない開放感と幸せな気持ちでいっぱいでした。

クズのエッセンスを数日とってみて感じたのは、これは生命力を高めるエッセンスであり、人生の山登りの途中で小休止するためのエッセンスであり、そして「生きる情熱と、内なるガイドの導き」というテーマを持っているのではないか、ということでした。

この時私は、クズの花のエネルギーと共にじっくりと体と心を休め、しっかりと英気を養い、これからの人生の旅の準備を整えようと思ったのです。

足元に目を落とし、自分の履いている靴を確かめている。
山道にひとり、登山靴のようなしっかりした皮の靴を履いて、
固い土を踏みしめて歩いている。

山の道は、ところどころゴツゴツの岩が露出しながらも、
深く澄んだ空気に包まれている。

杉の木の香りがする。フカフカの落ち葉を踏みしめ、先へ進む。

足元の苔が深い色を湛え、しっとりと森の水を吸収し、
私の足をやわらかいクッションのように受け止める。

緑の匂いがする。深呼吸をする。
深い山の木々の間から、うっすらと光が差し込んでいる。
もう少し、もう少し日の当たるところへ出たい。
この守られた空間から外へと、光の当たる場所へと私は進む。

もう少し、あと少しで、展望台にたどり着く。
そこで私は光を浴び、小休止するだろう。
（フラワーエッセンス使用時の瞑想メモより）

大晦日のもうすぐ年が明けるという時間、私はクズのフラワーエッセンスのボトルに触れながら、東京シルベスターコンサートのライブ中継を観ていました。

シルヴィ・ギエムの『ボレロ』をバックに、カウントダウンが読み上げられる中、内側から静かな落ち着いた声が聞こえてきました。

私はあなたと同じ場所にいる。
私はどこにでもいる。ここにでも。あそこにでも。
わたしはいる。

あなたはわたしの姿を、どこにでも見出すことができる。
弦楽器の音色にも。ダンサーたちの、はじける汗の1滴にも。
わたしは偏在する。
わたしは愛。あまねく愛。
あなたの旅は安全で、守られている。
なぜならあなたは、どこにいても私を見つけることができるのだから。

この数日間、私はクズの花のエネルギーとともに過ごしながら、まるで深い山の途中の展望台に立って大きく深呼吸をしているような清々しさと、心地よさと、これでいいのだという深い安心感に包まれていたのです。

正月が明けて、ゆるやかに日常が戻ってきたある日。夕方に電話が鳴りました。
それは、「青梅の山中をマウンテンバイクで走る」と言って早朝に出かけて行った家族の、事故の知らせでした。
娘と電車を乗り継いで病院に駆けつけると、家族はICUのベッドの上でした。首を木に強く打ちつけ、頚髄を損傷しており、意識ははっきりとして会話はできるものの、体のほとんどが痺れていて、手足はぴくりとも動かせない状態でした。
医師の話では、頚椎３番から４番の間あたりの損傷のために、自然な呼吸が難しくなっていて、腹式呼吸をしているとのこと。
事故から６時間以上経過していましたが、ここでようやくパートナーの口に最初のレメディーを入れることができました。
夜中までベッドの横に付き添い、一旦自宅へ。眠る娘の横で朝方までQX-SCIOで遠隔セラピーを続けました。

翌朝、病院へと向かうバスの中で、座席に座ると涙が流れてきた。
止める間もなく、どんどん涙が溢れてくる。
乗り合わせた人たちに気づかれないように、泣いている顔を隠した。
ほんの少し顔をうつむけて、できるだけ自然に見えるようにと願いながら、
目を手のひらで覆い隠した。

気がつくと、車内にあたたかい空気を感じる。
顔を上げてみた。

まばらな乗客たちが、しずかに席に座っている。
その背中に、1人1人の背中に、仏が浮かんでいる。

誰ひとり、私には気づいていない。視線の先に私はいない。
それなのに、乗り合わせたすべての人の意識が私に向いている。
見守られている。
「大丈夫だよ」「泣かないで」
「泣いてもいいよ」
あたたかい意識が、声を使わずに語りかけてくる。

不思議な感覚。
私の中の何かが今、フルオープンになっていて、
全力で私自身を救おうとしている。
見えない世界の扉を開けて、救いの道を指し示している。
そんな気がした。

世界はつながっている。
その感覚こそが、見えない糸(意図)こそが、私を救う。
そして、私たちをも救うのだと。

（フラワーエッセンス使用時の瞑想メモより）

病院に着くと、担当の医師に呼ばれ、別室で説明を受けました。今すぐにでも呼吸が止まる可能性があり、おそらくこのまま四肢が動かない可能性も非常に高いです、と。

待合室の椅子に座り、クズのエッセンスを飲みながら、私は「これが現実だ」と目の前の事実を絶望の中で受け止めました。

けれどもその時。

同時にもうひとつの現実がしっかりと光っているのを感じました。

紫色のクズの花の指し示す、まっすぐな生命力に満ち溢れた道。

私たち家族は、制限や枠を超えてそこに進むことを決めていると、私はエッセンスのボトルを持ったまま、強く感じていたのです。

帰宅すると、娘はまだ学校から帰っておらず、あぁ、やっと一人になれたなとほっとした瞬間、涙がぽろぽろぽろぽろと溢れてきました。

たくさん、たくさん泣きました。

クズのエッセンスをとりながら、ボトルをそのまま胸に抱いて、子供のようにしゃくりあげながら、ひたすら泣き続けました。

私はこの時、フラワーエッセンスに、強く強く支えられているのを感じました。昨年の春からずっととり続けてきた、ファー・イースト・フラワーエッセンスたち。とり終えても私の内側にしっかりと残っている、日本の花たちの美しく強い「パターン」。

それらのパターンのひとつひとつが強く光り、ひとまとまりになり、私を内側から、そして足元からしっかりと、逞しく支えているのを感じていました。

クズのもつ雑草のような逞しさ、強さ。

そして自分がまるで老賢者になったような、賢い自分と一体化したような感覚。

これがクズのエッセンスのギフトなのだと、私はその時深く理解したのです。

事故から４日目。

日中は飲み水にレメディーを入れ続け、毎晩 QX-SCIO で遠隔セラピーを続けていました。彼の呼吸は止まることなく、絶望的な状態にも関わらず本人の精神状態は安定し、比較的穏やかに見えました。

しかし体は痺れたまま、手足が動く気配は全くみられませんでした。

この日からレメディーに加えて、クズのエッセンスをとってもらうことにしました。

翌日、昨日まで白く濁っていたパートナーの目に、光が宿っているのに気づきました。明らかな表情の変化でした。薄暗い病室で、彼の目が強く光を帯びていて、クズのエッセンスが入り、生命力が満ちてきているのだと感じました。

病室に戻り、動かない家族の足を左右に揺すっていたら、足首が反射でビクンと動きました。まるで体に光が差してきたように感じて、嬉しくて、思わず声を出して泣いてしまいました。

泣いている私を、彼が複雑な表情で見守っていました。

クズのエッセンスを家族の飲み水に入れ、手足のマッサージ時に塗布しながら、5日後。

病院に着くと、昨日に比べてびっくりするくらい、パートナーの体が動くようになっていたのです。

昨日45度までしか上げられなかったベッドは90度になり、腿は自力で引き上げられるようになり、短時間ですが手も上に上げられるようになっていました。

足の指も、昨日まで親指しか動かなかったのに、全部の指が動いています。表情も、昨日に比べて自信に満ち溢れていました。

この日も娘と一緒に、クズのフラワーエッセンスを入れた水を使いながら、ベッドの上の手足をマッサージしました。

植物のつるがぐんぐんと、指の先まで逞しく伸び、手足の先まで届いてゆく映像が浮かびます。

ビリビリバリバリと、まるで音がしそうなくらいの、強い感覚。何度切り払われても、光に向かって成長を続ける雑草のような逞しいエネルギーが、上へ上へと伸び上がってゆくのを感じました。

事故直後に比べて、手足もだいぶあたたかくなり、生命エネルギーがちゃんと伝わっている感じがしました。たくましい生命力。パートナーの目が、今まで見たこともないくらいキラキラ、生き生きと輝いていました。

私は彼のマッサージをしながら、その様子に圧倒されていました。

病室から待合室へ移動すると、7階の大きな窓から、入院して初めて富士山が見えました。

夕日の中に浮かび上がる、美しい山のシルエット。その下には、雲の波。

それはまるで、正月にクズのフラワーエッセンスをとっている時、瞑想で見た山の上の展望台の景色のようでした。

その後、家族はリハビリ専門病院に転院し、レメディーとフラワーエッセンスを使い続け、桜の咲く頃には車椅子に自力で乗れるようになりました。そして半年後には、松葉杖なしで歩けるようになり退院。現在は職場復帰をしています。

休日には公園を速足でトコトコと歩き、自転車も乗りこなせるほどです。

絶望的な状況からの回復力とそのスピードには、担当の医師や医学療法士の方もとても驚かれていました。

山越えに成功した私たち家族は、また新たな山に向かい、それぞれの人生の道を歩んでゆくことでしょう。

生きる力と情熱を呼び覚ましてくれた、紫色の逞しくも賢いクズの花に、心からの感謝を捧げたいと思います。

＊マメ科のエッセンスの特徴＊

●ホメオパシー的分析

インドのホメオパス、ラジャン・サンカラン（1960-）は『サンカランズ・スキーマ』のなかで、植物のレメディーがもつ感覚像について、科ごとに詳しく解説しています。

わかりやすい例として、ナス科の代表的なレメディーには、ベラドーナ（Bell.／セイヨウハシリドコロ）、ストラモニューム（Stram.／チョウセンアサガオ）、マンドラゴーラ（Mand.／マンドラゴラ）などがあります。サンカランによると、ナス科には「暴力」「突然の」「激しい恐怖」「爆発性の」「生きるか死ぬか」といった、激しめのキーワードが並んでいます。ナス科のレメディーは「危機に直面しての勇気」というテーマをもっているのです。

ケシ科の代表的なレメディーはオピューム（Op.／ケシ）です。「痛み」「拷問」「ひどい苦しみ」「恐れとショック」「苦悩と地獄のような状態」という感覚があり、受動的反応として「無感覚」「知覚麻痺」、能動的反応として「痙攣」などがあげられています。そのテーマは「痛みと苦しみに影響されない」「平和な、静かな、そして静寂の」とあります。

では、マメ科は何と書いてあるでしょうか。感覚は「ばらばらになる」「離れるようになる」「断片化した」。受動的反応が「ばらばらになり混乱した感じ」「分かれる」「一緒でない」。能動的反応は「物事を一緒にする」。この科のテーマは「一緒でひとつになった感じ」であると、サンカランはいっています。

ここで、先に述べたマメ科のさやの話を思い出していただきたいと思います。ひとつのさやにはいくつもの種が入っています。ある日、それがパカっと開いて、種がばらまかれます。種が広がるためには分離する必要があるわけなのですが、もとは一体だったという気持ちがそこにあります。

マメ科の代表的なレメディーはバプティジア（Bapt.／ワイルドインディゴ）です。これは敗血症のレメディーです。急性の発熱にも使います。精神面では次のような特徴的な症状に合います。

> 人格が分裂したという妄想。自分がバラバラに分裂してしまったので、まとめようとベッドで寝がえりを打つ。または自分が2人いると思う。
>
> （サトパティ『ラズニ・サトパティのマテリア・メディカ』p.45）

これは高熱による譫妄、幻想なのですが、まさにマメ科の感覚です。熱にうなされて見る幻覚には、おそらく無意識の恐れがかかわっているのではないでしょうか。熱による浄化作用のなかで、隠された思いが浮かび上がってきているのでしょう。それを助けてくれるのが、同じ感覚像をもっているマメ科のレメディーになってくるわけです。

●フラワーエッセンス的分析

パワーオブフラワーヒーリングというエッセンスのプロデューサーであるイーシャ・ラーナーは、マメ科のエッセンスの特徴について、次のように解説しています。

> マメ科の花から作られるフラワーエッセンスは、社会、家族、社交の場にあなたが自然と溶け込むのを助け、グループの一員としての意識を強化してくれます。
>
> （ネイチャーワールド編『大自然からの贈り物』p.349）

個でありながら全体である。個人としてやるべきことをしながらグループに奉仕する。おそらくこれらがマメ科の植物がもたらすサポートであり、重要なメッセージであると、私は考えます。

そこで、ファー・イーストのマメ科のエッセンスを分析していきます。

ネムノキは自然界とアチューメントするのを助けてくれます。このエッセンスを使っていると、朝がきて夜がくるとか、生まれ出て老いていくとか、潮の満ち引き、春から冬への季節の移り変わりというような、自然界のサイクルとゆったりと同調していきます。自然界とつながると、私たちは分離感が減って、あらゆるものとひとつなのだという思いで満ち足りていきます。

フジとサイカチは、グループのなかでバラバラになっている人間関係をつないでいきます。フジは、女性同士の争いのなかに男性的でクールな視点をもたらし、争いに巻き込まれなくなります。サイカチは男性同士の争いのなかで使います。以前、サイカチのエッセンスをとったとき、和室に真っ白なユリの花が一輪いけてあって、その上品な甘い香りがハートの浄化を呼び覚ますというイメージが湧きました。ユリは女性性の象徴です。フジは陰に傾くとき、サイカチは陽に傾き過ぎているときに、そのバランスをとることで、内側と外側の調和を取り戻していくサポートをしてくれます。

グループ内の不調和というのは、結局は内的なバランスを失っていることの反映なのです。そういうときに、自分がマメ科のエッセンスをとることで、グループのなかでバラバラに分かれているものが、またひとつへと戻っていくわけです。

ヤマハギは誰かと一緒にいたいという欲求の強い人のためのエッセンスですけれども、そこにはバラバラである、ひとつではないという、マメ科の感覚があるのではないかと思います。さらに、ヤマハギのエッセンスをとりながら深く進んでいくと、やはり男性性と女性性の統合みたいなテーマも浮上してきます。ですから、ヤマハギにも分かれているものをひとつにするというマメ科らしい特徴をもっているといえます。

最後はクズについて。私の家族のケースであった話ですけれども、あるとき私は夢を見ました。まだそのころは、病院に通って家族の世話をしていたときで、家族は首から下はほとんど動かず、少しずつ足が動きはじめたところでした。そのときに見た夢というのが、家族の足がベッドの上で膝上とひざ下のふたつに分かれて、バラバラになっているというものでした。それが夢のなかでひとつに戻ったのです。

そのあと、実際に家族は足が持ち上げられるようになり、どんどん動かせるようになっていきました。当時はレメディーをたくさん使っていたので、神経が修復されてつながったのだと思っていました。でも、あとで気がついたのですが、体がバラバラになった夢というのは、ひじょうにマメ科らしいものでした。

ですから、もし「バラバラになり、一体感を求める」というキーワードがあてはまる精神症状、肉体症状のある方がいたら、ぜひマメ科のエッセンスを処方の候補に加えていただきたいのです。

コミュニケーションがうまくいかないときに、グループのなかで自分の個性を尊重しながらみんなとつながっていく、バラバラになったグループがまたひとつのまとまりとしてつながっていくというサポートをしてくれるのが、マメ科のエッセンスたちではないかと思います。

皆さまのフラワーエッセンスの世界が、マメ科の花のようにふっくらとふくよかになりますよう、お祈りしております。

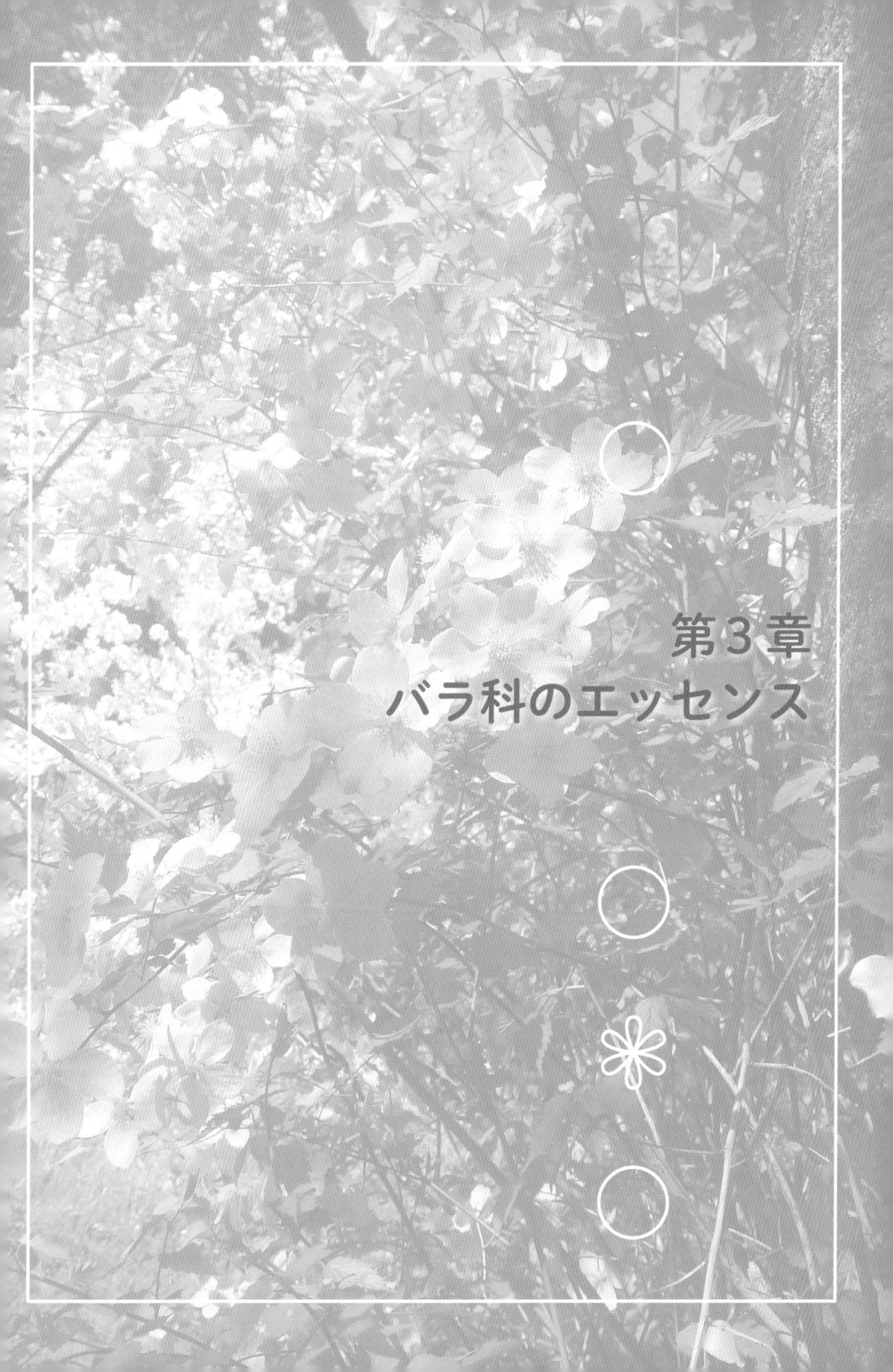

第3章
バラ科のエッセンス

ウメ

Prunus mume

12の花ごよみシリーズ 2月

キーワード

高次の自己・魂の高貴さ・
独り静かな空間

調和した状態

高次の自己とのつながり。瞑想的な静かな心を維持できる。自分に必要なものを選り分けられる。人との適切な距離感を保てる。

不調和な状態

他人や情報に振り回される。集中を欠く。自分の空間を確保できずにストレスを感じる。周囲との関わりを断ちたがる。

分　類：バラ科サクラ属
学　名：*Prunus mume* (Siebold) Siebold & Zucc.
和　名：ウメ（梅）
花　期：2～3月

テーマ

愛（他人から愛を奪う。同情を求める）
インスピレーション（高次の自己からのメッセージを受け取る）
孤独（独りの精神的空間を必要としている）
混乱（人の意見や情報に振り回され集中を欠く）
静寂（独りになれる心静かなスペースを求める）
瞑想（静かな空間で高次の世界につながる）
冷静（情報が錯綜する中で冷静に俯瞰する）

肉体・エネルギー面

頭頂部。
眼、視界。
胸、動悸。
胃腸。
意識、ぼんやりする。
第4チャクラ、第6チャクラ、
第7チャクラ。

感情・精神面

優しい気持ち。愛。
おだやかさ。静かさ。
ひらめき。
人との適切な距離感。
高次の自己とのつながり。

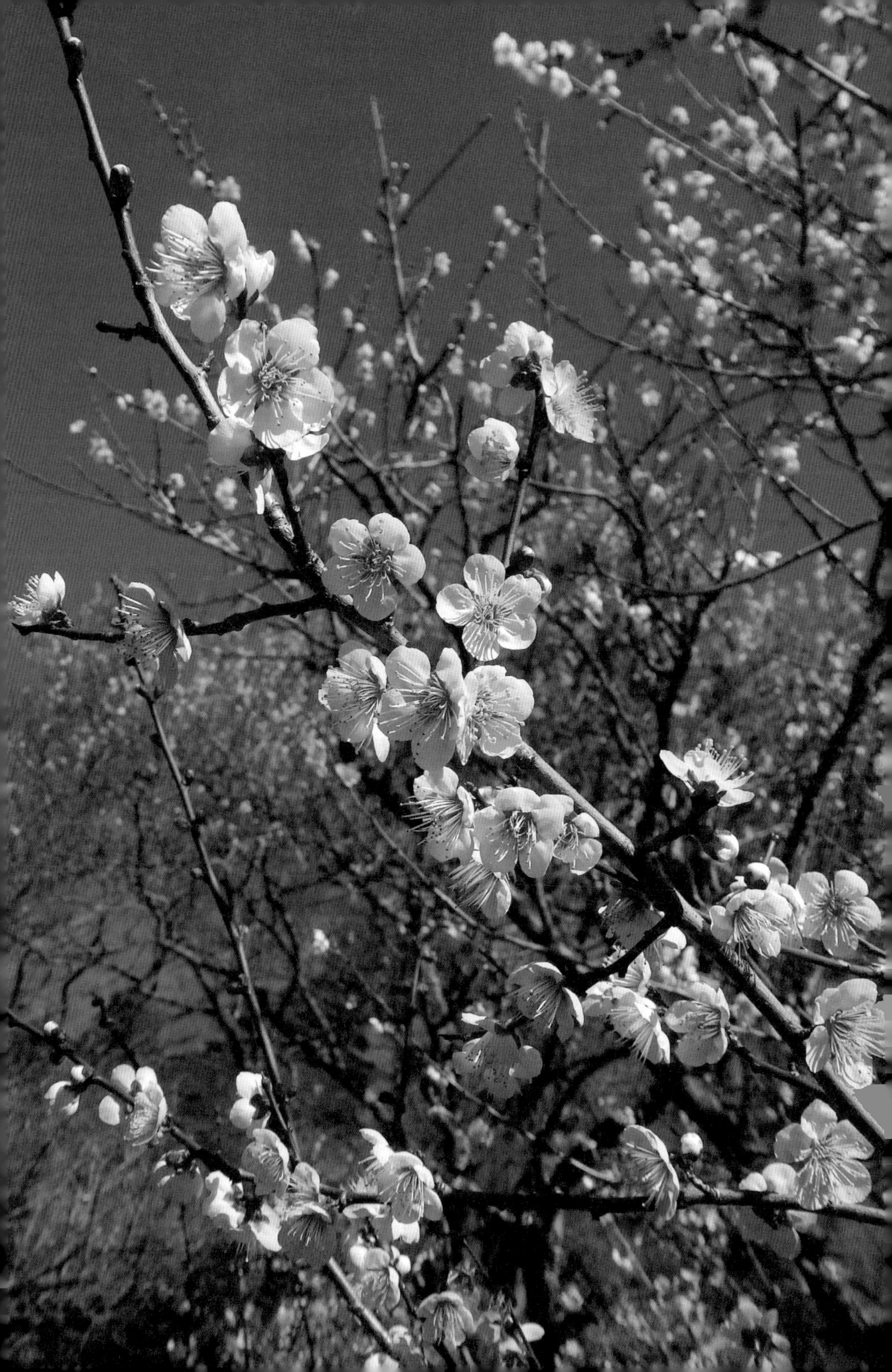

＊植物の特徴＊

●名前と由来

ウメはファー・イースト・フラワーエッセンスの花ごよみシリーズで、2月の花になっています。このシリーズは1月から12月まで1年間を通して咲く花を1本ずつピックアップした12本セットですが、ウメは2月のまだ寒い時期に花を咲かせ、春を告げて早春のよろこびを届ける木として、日本人にずっと愛されてきました。『万葉集』ではハギに次いで2番目に多く歌に詠まれている植物です。

高さは5mから10mになることもある落葉小高木です。花は鑑賞用として公園に植えられていて、実は食用として広く栽培されている植物です。英名はJapanese apricot。日本では、古くは「むめ」と呼ばれていましたが、『万葉集』では「うめ」、平安時代以降は「むめ」になって、現在は「ウメ」に戻っています。学名の *Prunus* はラテン語で「スモモ」、*mume* は日本の古名「むめ」からきています。

古くから日本に自生していたという説もありますが、ウメは奈良時代以前に中国文化とともに遣唐使が薬木として中国から日本に持ち帰ったともいわれています。そこで、よく調べてみますと、弥生時代前期の遺跡からウメの自然木の断片と実の核が発掘されているそうです。山口県の遺跡ではモモと一緒に発見されていたり、奈良県ではモモとクリと一緒に見つかったりしています。それ以前の縄文時代の遺跡からはウメの遺物が発掘されていないことから、おそらくウメは弥生時代に渡来したのではないかと考えられています。かなり古くから日本にいた植物で、日本の風土によくあって、平安時代に広く普及しました。

●絵画の世界

江戸時代の植物図鑑である『本草図譜』には、白梅を中心に12種類のウメの絵が描かれています。

ウメはおめでたい植物として、着物の紋などに使われてきました。ウメの描かれた着物を着ることで、吉祥をまとう意図があったということです。たとえば、江戸時代の絵師、酒井抱一（1761-1829）の筆による『白繻子地紅梅文様描絵小袖』という小袖があります。光沢のある白地の着物に赤いウメが描かれています。よく見ると下にかわいいタンポポも描かれていて、春の光景という感じがします。

上村松園はフジのところで『源氏物語』の六条御息所の生霊を描いた絵を紹介しました。この作品は彼女がスランプのときに描いたといわれています。一方で「通常運転」のときの絵を見ると、パステル調の美人画を描く人でした。そのなかのひとつ、『春芳』（1940）という作品では、背景にウメが描かれています。この作品、実はよく見ると、着物にフジが描かれています。ウメとフジの組み合わせ、エッセンスでもコンビネーションで使っていただくといいのではないでしょうか。

●果実の効用

ウメといえば、花も長く愛されてきましたけれども、身近なものはやはり果実ではないでしょうか。梅干しは日本人にかかせないものです。梅干しが現在のように一般家庭の食卓に並ぶようになったのは江戸時代からですが、縁起物として、薬として、梅干しは私たちの生活のなかで珍重されてきました。毎日のように食べられる方もいるでしょう。

梅干しにはいろいろな効能があります。食中毒とかかわる黄色ブドウ球菌の増殖を防ぐ。アンジオテンシンという成分が含まれていて動脈硬化や心臓病を防ぐ。バニリンには脂肪燃焼効果がある。クエン酸が入っていて疲労回復効果がある。ほかにもたくさんの効能が知られています。ウメの実は車の酔い止めにも使います。子どものころ、旅行するときにウメの実をもっていった人もいるでしょう。海外旅行をするときには、現地の水でお腹の調子を崩したときのために、ウメをもっていく人もいます。戦争のときには、はげしい戦闘や長い行軍で切れる息を整えたり、生水を飲むときに殺菌したりするために使ったそうです。日清戦争では、伝染病にかかった兵士に軍医が梅肉エキスを与えたといいます。

漢方ではウメの実から烏梅（うばい）という生薬をつくります。未熟なウメの果実を燻製にしたもので、万葉時代に中国から伝わりました。カラスのような黒い色にちなんで、烏梅と名づけられました。鎮痛、解毒作用があるほか、健胃整腸薬として、また風邪のときには咳止めとして、煎じて用いられます。擦り傷や切り傷の手当てや止血にも使われます。江戸時代には民間薬として流行病に使われていましたし、白梅はおできや乳腺炎にも薬効があるといわれていました。

さらに、日本では薬としてだけではなく、烏梅を紅花染めの媒染剤として用いていました。きれいな発色の口紅や頬紅を作るために、烏梅は欠かせないものだったといいます。

●花言葉と伝承

ウメには「気品」「高潔」「澄んだ心」「忍耐」「不屈の精神」などの花言葉があります。ファー・イースト・フラワーエッセンスでは花言葉を重視していて、わりとエッセンスの質とリンクしていることがあります。作り手の方が花言葉を念頭において植物を探したり、意識してエッセンスをつくっていたりする部分も、かなりあるのかもしれません。

ウメに「気品」「高潔」「澄んだ心」といった花言葉がつけられたのは、花の姿や香りから想像できます。「忍耐」や「不屈の精神」というのは、寒さに耐えて花を咲かせる健気なウメの姿に由来するといいます。また、これにはもう一つの説があって、学問の神様である菅原道真に関係しているともいわれています。

＊エッセンスの質＊

●誕生時のエピソード

ファー・イースト・フラワーエッセンスのなかで、ウメは最初に作られたものの一つだそうです。以前にそのときのエピソードを作り手から聞いたことがあります。作り手がウメの写真を撮影していたところ、近寄ってきた人から話しかけられたそうです。作り手は静かにしていたかったらしいのですが、近寄ってきた人がウメの品種の説明を話しはじめたのです。そのおかげで、ウメについての必要な情報をもらえたということでした。

実はこのエピソードが、エッセンスの質にも関係しているのです。ウメのフラワーエッセンスの指標を見ると、「情報」というキーワードがあります。ウメは必要な情報を得ることと関係するエッセンスです。エッセンスの製造時には、そういうシンクロニシティが起こることが多いのです。

いまの時代、世の中にさまざまな情報があふれるなかで、ウメのエッセンスは重要になるのではないでしょうか。おそらく使いどころが多いエッセンスだと思います。

そのほかには、肉体面では「頭頂」「目」「胸」との親和性があるといいます。チャクラでいうと第 4、第 6、第 7 です。実際に、ウメのエッセンスをとると視界が明るくなるという人が、私のまわりにもひじょうに多いです。これはやはり第6チャクラとの関係なのでしょう。また、この章で採り上げるバラ科というのは、ハートチャクラとの関連が深い植物なので、ハートに作用するという人もいます。

エッセンス体験

●人間関係の距離感の問題

私がウメのエッセンスをはじめてとったのは、2016 年 11 月でした。3 週間くらいエッセンスを使いました。

そのときのテーマとして、人間関係の距離感がありました。友達と仲良くなりたいのだけれども、いつもどのくらいの距離感で接したらいいかわからないということを、ウメのエッセンスをとりはじめてから、別の友達に打ち明けたことがありました。

このテーマは、私にとって小さなころからあるものです。どのくらいの距離感や温度で他人にアプローチをしたらいいのかわからず、人とのコミュニケーションでとまどうことが昔からあるのです。もちろん、さらっと仲良くなれる相手もいます。でも、その一方で、不自然に距離をとってしまい、近寄れなくなる相手もいます。それは男女にかかわらず、好きな相手であればあるほどそうでした。話しかけるチャンスがあってもできなかったり、みんなの会話にからめなくて自分からさっといなくなってしまったり。そんな私の態度を見て、相手の方は「自分に興味がないのかな」と思い、ますます仲良くなれなくなってしまう。そういう葛藤が私にはありました。でも、ウメのエッセンスを飲んだときに、そんな自分のパターンから卒業できるかなと思いました。

このような話を友達にしたわけですが、実はこのことを誰かに打ち明けたのは、生まれてはじめてのことでした。私の話を聞いた友達は、「いや、自然体でいいよ」といってくれました。そのとき、友達のとてもやさしい気配が、じんわりと伝わってきて、ハートがあたたかくなりました。そして、「このつながりを大切にしよう」と思ったのです。そういう経験が、ウメのエッセンスをとったときにありました。

その晩、寝る前に子どもの頃のことを思い出しました。仲良くなったばかりの女の子の手を自然にとって、外へ遊びに連れ出したことがあったのです。あのときの純粋な気持ちが、自分に戻ってくるような気がしました。そのとき、ウメのエッセンスが、私にとても必要なのだと思ったのです。それまではウメがどういう質のエッセンスであるのかわからない状態でとっていたわけです。

ウメのエッセンスをとっていくうちに、人とつながりたいという気持ちが強くなっていきました。どうしてこんなに人と距離をとっていたのだろうという気づきが、ハートから上がってきました。

このテーマは長い間、心のなかに押し込めてきたものなので、そのふたを開けることがちょっと怖かったりします。「私って、こんなに人が怖かったのだ」と思い、「私は誰からも愛されていないのではないだろうか」と思うと、何だか泣きたくなりました。そういう気分を繰り返しながら数日間を過ごしていました。

その後、仲の良い友達と大勢で集まる機会がありました。そのとき、みんなに囲まれているのに、なぜかふと孤独を感じたのです。「人は独りなのだ」という言葉が私のなかの深いところが上がってきました。

本音で話しても互いに傷つかない輪ができるのだろうか。独りで満ち足りる人同士が手をつなげるのだろうか。言葉で取り繕わなくてもいい世界で、私は本当にくつろげるのだろうか。そういう世界がまだ怖い。でもその世界に入っていこうとしている自分がいる。ドアの向こうの世界へ。もうあと一歩、もう一歩。

私はウメのエッセンスを飲みながら、そこに向かっていくのだ。そんな気持ちになりました。

そして、私は寂しさを埋めるために誰かとつながるのではなくて、本当に手をつなぎ、結び合いたい相手とだけつながっていこうと、強く思ったのです。

ウメのエッセンスをとっていくうちに、私はどんどん積極的になっていきました。ふだんは人と距離をとるタイプの私でしたが、思い切ってアクションを起こしてみようと、人にメールを送ってみたりしました。自分が期待していたような反応がなくてがっかりすることもあります。そのことで傷ついたりもします。そういうパターンを繰り返していたのですが、それでもやはり前進するのだという気持ちでいられました。ひじょうにハートが強くなるというか、傷ついたとしてもあまりめげないでいられる日々が続いたのです。

●情報の選別とプロテクション

『ファー・イースト・フラワーエッセンスガイドブック』を見ると、ウメのエッセンスには、他人や情報に振り回されるという指標があります。私はこのエッセンスが情報のプロテクションをしてくれると感じました。

ウメのエッセンスをとりはじめて数日経った朝のことです。家族がリビングにあるテレビのスイッチを入れました。朝のワイドショーが流れるいつもの光景です。その日は海外の子どもたちの痛みしい事故の映像や、未解決の猟奇的な事件に関する断片的な情報が流れていました。「新しい１日がはじまる朝にはまったく不必要な情報ではないか」と、憤りにも似た感情が湧き上がってきたのですが、家族がいるのでいきなりテレビを消したりせずに、タイミングを見て穏やかな内容の番組にチャンネルを変えました。

そのとき、「情報はできるだけ選んで入れよう」と考えたわけです。

その後もウメのエッセンスをとり続けていると、情報に関するシンクロニシティがどんどん起きました。頭のなかで情報を整理しながら、必要なものは入れ、そうでないものは入れないという選別をしていくうちに、頭がひじょうにすっきりしてくるのを感じました。ウメのエッセンスは、情報過多で頭のなかが混乱するパターンを回避したり、情報を統合したりするようで、自分のなかの内なるアンテナがすっと立っている感じなのです。そのおかげで、とてもすっきりと清浄な感覚になります。

また、情報を受けるという部分だけでなく、自分から情報を発信するという部分でも、とてもポジティブになってきました。それまではSNSでもあまり投稿していなかったのを、少し積極的に投稿して自分の情報を出してみようとか、友達の投稿にコメントを入れてみようと思いはじめました。そういう方向に自分が変わっていくことを感じていました。

さらに、情報がスムーズに上から降ってくる感覚もありました。情報のキャッチが上手になり、何か気になっていることがあっても、その答えがすばやく得られるようになるのです。情報の受け取り上手になっていくわけです。たとえば、友達との会話のなかで疑問が生じたことがあったのですが、それに対して納得のいく答えを翌日インターネット上でぱっと発見することができました。そんな日常的に得られる情報が豊かになっていきまして、何気ない毎日が私をつくっているのだという気づきがありました。

情報の選別とプロテクションということでは、ウメ１本だけでかなりいい仕事をしてくれますけれども、そこに他のフラワーエッセンスを加えることもお勧めです。

プロテクションのエッセンスでありオニグルミを加えたり、浄化のエッセンスであるヒサカキやサカキを加えたりするのもいいです。さらに、ヤマラッキョウというエッセンスがあります。これは本書の執筆時点ではまだその質をリサーチ中なのですけれども、免疫を高める効果があるのではないかと予測されていて、そういうケースもあります。この５種類を組み合わせて使ってみるといいのではないでしょうか。

また、先に述べたウメとフジの組み合わせですが、一緒に使う方法と、順番に使う方法がありますけれども、一緒に使う方法のメリットとして、ソフトな効き方をするということがあります。フジのエッセンスは、わりと自分のネガティブな暗い部分と対峙しなければいけない部分があり、ちょっと厳しかったりするのです。そこにウメを加えることで、自己愛やハートチャクラの学びが入るので、かなりソフトになるのです。このように、ネガティブな感情に向き合うときには、ハートチャクラのエッセンスと一緒にとると恩恵があります。ですから、もしできるのであれば、順番にとるよりも一緒にとる方がいいと思います。

●ハートチャクラへの作用

そういう日常の小さな幸せというものを感じられるのは、ハートチャクラに対応するエッセンスの特徴でもあります。毎日がほっこりとやさしい日々になるのです。ウメのエッセンスをとっている間、私はそういう日々を過ごしていました。

バラ科のエッセンスはハートに作用するのですが、ウメの場合はハートをオープンにして、まわりに自己開示をしていくことが得意です。ハートチャクラを結び合って、いろいろな人と仲良くなっていけます。その過程で情報をやりとりしながら、自分が受けとるべきものをきちんと選別できるようになります。そして、自分にとって必要な人とつながれるようになるのです。

それから、これはウメのエッセンスをとり続けた後半の方で起きたことですけれども、古いハートチャクラの傷が浮き上がってきました。それは今回の人生のタイムラインにはないもので、あるいは過去世の情報かもしれません。でも、もう古い情報で力がなく、ただそこにあったことだけを私に伝えるものでした。色あせた映像が目の前に再生されて、その古いフィルムがバラバラに分解されて風に飛ばされていくようなイメージがありました。

過去世の情報というのはよくドラマチックだったりするために、好奇心を刺激するようなものがあります。それに対して振り回されることなく、必要のない情報を取り込まずにすむようなサポートをしてくれるのが、ウメのエッセンスなのです。

過去世の情報には必要のないものも多く、好奇心を満足させるだけの情報はいらない。自分の外部にあるものでも、内部にあるものでも、過剰な情報はいらない。そういう気づきがありました。私の眼の奥深くに光がともった感覚になり、もういらない情報には振り回されないぞと思いました。

●瞑想のサポート

ウメのエッセンスには、高次の自己とのつながりや、瞑想的な静かな心を維持できるというはたらきがあります。瞑想のサポートにも使えるエッセンスです。

私がウメのフラワーエッセンスをとりながら瞑想をしたあるときのイメージは、肌触りの良いまっさらな木綿の服を着て、水の上に浮かぶボートに乗っているという情景でした。水は透き通っていて底まで見えるほどです。その上にただゆったりと浮かんでいて、私を揺らすものは何もありません。手は水のなかにつけています。水をのぞき込んでいると、やがて水面に自分の顔が浮かんできました。それはとても不思議な表情をしていて、何の感情もあらわれていません。その顔を見ながら、「ああ、内面がざわめかないというのは、こういうことなのだな。外の世界までこんなにも穏やかなことなのだな」と思ったことを覚えています。

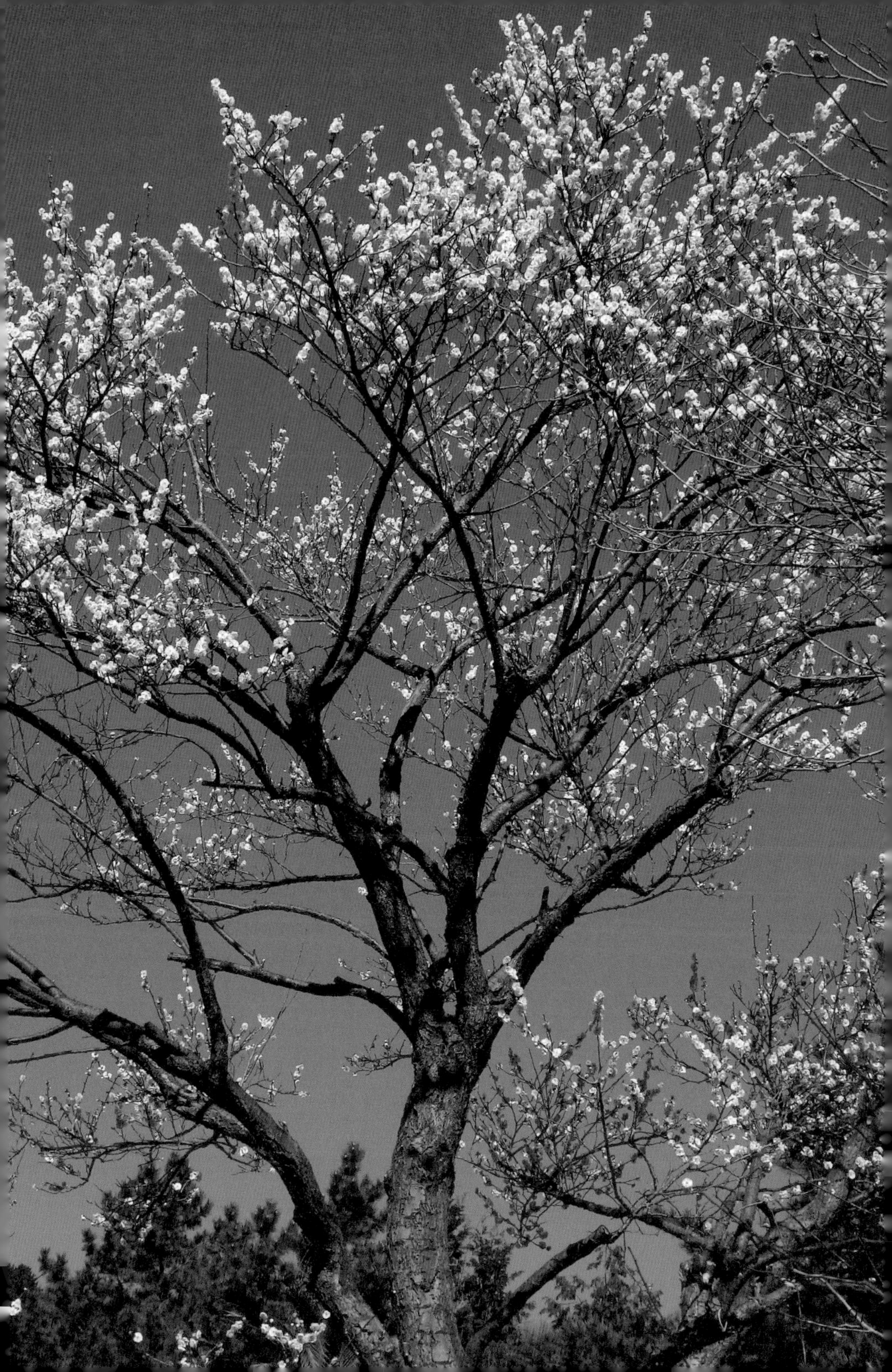

オオシマザクラ

Prunus speciosa

12の花ごよみシリーズ 3月

キーワード

葛藤と平安・彼岸への憧憬・
日本人の精神

調和した状態

緊張が解けてリラックスできる。信頼感と安心感。自然の流れに従う。心を開いて素直に愛を表現する。

不調和な状態

強い緊張感。物質世界に対する執着と葛藤。こだわり。愛に関する問題。他人に対する嫉妬心、競争心、警戒心。

分　類：バラ科サクラ属
学　名：*Prunus speciosa* (Koidz.) Ingram
和　名：オオシマザクラ（大島桜）
花　期：3～4月

テーマ

愛（緊張から他人に心を開けない）
強迫観念（この世的な物事に対する強い執着から）
緊急時（好転反応が生じたとき。あらゆる緊急時）
緊張（心身の緊張でリラックスできない）
嫉妬（愛情の問題で他人に嫉妬する）
ショック（誕生と死の境界で受ける魂のショック）
冷静（リラックスすることで冷静になれる）

肉体・エネルギー面

眉間。
鼻、鼻水が出る。
顎、喉、唾液が出る。
肩、胸。
緊張がゆるむ、眠気。
体が軽くなる。
循環がよくなる。

感情・精神面

静寂、穏やかさ。
わくわくする。
緊張がほぐれる。
警戒心がとれオープンに。
愛、恋愛の気分。
想像のつかないことが起こる予感。

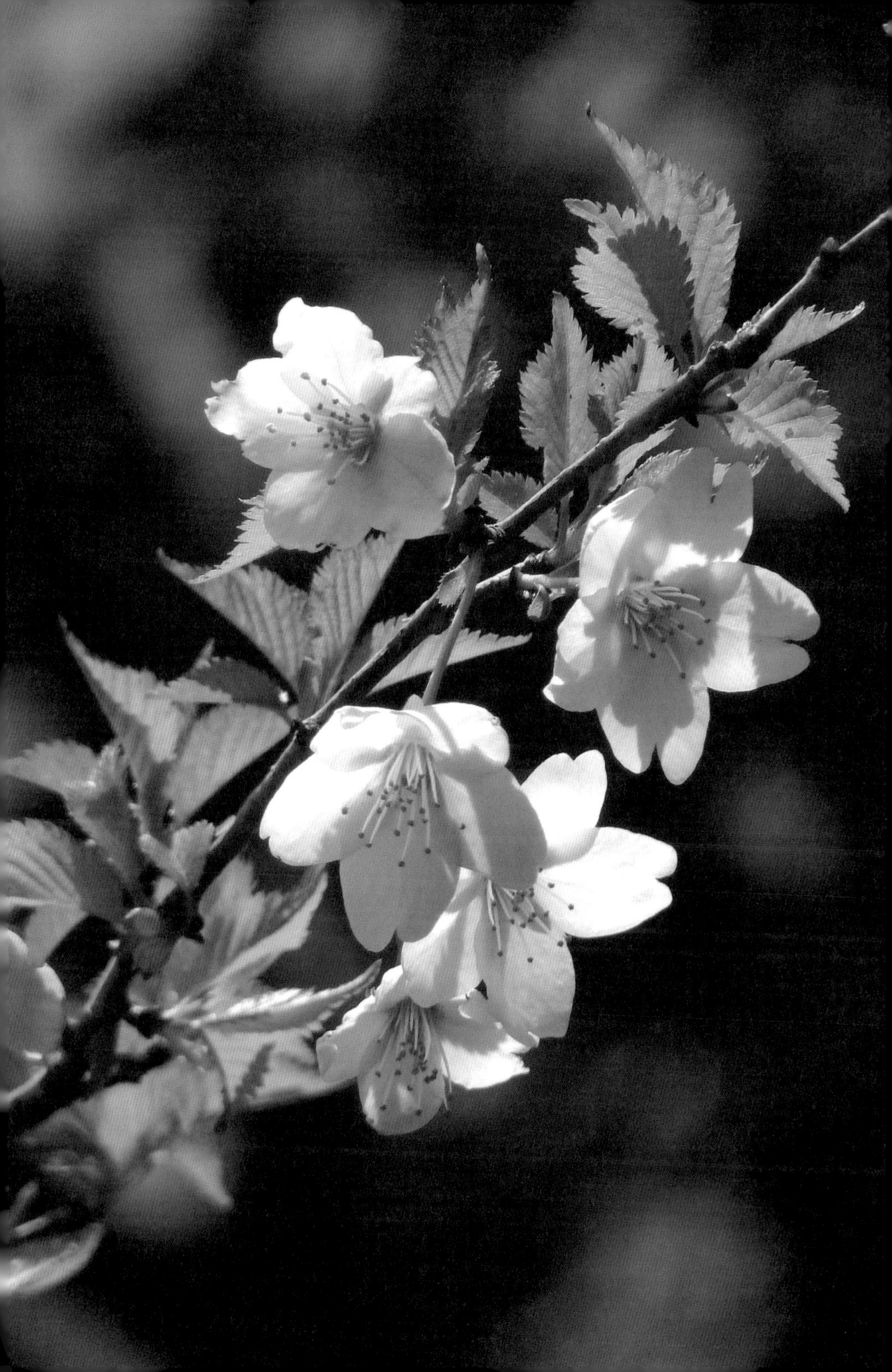

＊植物の特徴＊

●花の印象と伝統

日本にはサクラの野生種が10種類あります。オオシマザクラはそのなかの一つです。伊豆大島などの伊豆諸島に自生するサクラの一種なので、その名前がつけられました。

東京ではソメイヨシノよりも少し早く花が咲きます。だいたいオオシマザクラが満開になったころに、ソメイヨシノが咲きはじめる感じです。その花を見ていると、とてもやさしい気持ちになるとともに、花色が真っ白でソメイヨシノよりもすっきりした印象があります。そこにオオシマザクラの質がよくあらわれていると思います。また、花が咲くのと同時にさわやかな緑色の葉が出て、白い花と同時に楽しめます。この白色の花と緑色の若葉のコントラストがひじょうに美しいです。また、ほんのりピンク色がかった花を咲かせるオオシマザクラもあります。それもまた可愛らしいです。

オオシマザクラの花には香りがあります。ふつうサクラの仲間の花にはそれほど香りがないので珍しいです。ぜひ花の時期に香りをかいでみてください。また、葉にも香り成分のクマリンが含まれています。オオシマザクラの葉は表面に毛が生えていないこともあり、塩漬けにして桜餅を包むのに用いられています。

樹皮は磨くとひじょうに美しい光沢が出ることから、茶筒などの細工物によく利用されます。

『万葉集』では42首の歌でサクラが詠まれています。ウメは119首で、奈良時代の人気はウメの方に軍配があがっていたのですが、平安時代になると人気が逆転します。10世紀はじめに完成した『古今和歌集』ではサクラが70首、ウメは18首で詠まれていて、完全に逆転しているわけです。この時代、サクラは蘇りや繁栄の象徴として神社に奉納されています。

サクラにはたくさんの花言葉があります。代表的なものとしては「精神美」「心の美しさ」「高尚」、また「あなたに微笑む」というものもあります。

●ソメイヨシノの生みの親

現在、サクラの栽培品種は300～400種あるといわれています。江戸時代にサクラの栽培ブームが起こり、江戸には全国から珍しい品種が集まって、大名たちや豪商たちが求め、神社や仏閣にも植えられました。

オオシマザクラからはたくさんの交雑種が生まれています。全国のサクラの8割を占めるソメイヨシノも、江戸時代後期に生まれたオオシマザクラ（とヤマザクラの交雑種）とエドヒガンの交雑種といわれています。ですから、私たちがふだん眺めているサクラの親的な存在が、オオシマザクラになるわけです。

オオシマザクラのエッセンスには､「母」というテーマがあります。ただ、母といっても多くの品種を生み出したサクラということで、子どもを抱いている母親というよりは、もっと大きな自然界の親みたいなイメージでとらえていただけたら嬉しく思います。

＊エッセンスの質＊

●バラ科サクラ属のエッセンス

花ごよみシリーズでは、オオシマザクラは3月のエッセンスになります。2月のウメと同じく、オオシマザクラはバラ科サクラ属に分類される植物です。サクラ属のエッセンスには高い世界や高次の存在とのつながりというテーマをもっているといわれています。つまり、これはオオシマザクラとウメのエッセンスがもつ共通テーマということです。このふたつをコンビネーションにしますと、やさしくハートを開きながら、高い次元とつながることをサポートするものになるでしょう。

●緊張の緩和

オオシマザクラは緊張の緩和にとてもよいエッセンスです。サクラの花見をしていると、日々の緊張やストレスから解放されます。サクラと一緒にいると、ふわっとした感じがします。このように、サクラの花には緊張から解き放つとともに、ちょっと酔ったような感じにさせる力があるのではないでしょうか。

ですから、オオシマザクラのエッセンスは、日々緊張していてストレスの高い方、体をこわばらせている方に、とてもよいサポートになります。私はよく風呂に入れるのですが、そうするとふわっと緊張がゆるみます。

オオシマザクラと同じサクラ属の植物のエッセンスに、バッチのチェリープラムがあります。これも緊張感というテーマがあるエッセンスです。特に神経をすり減らすようなストレスがある人に使ってもらうことが多いです。そのあたりに、オオシマザクラとの共通点があります。

ホメオパシーの健康相談会をしていると、レメディーをとっていく過程で、体に緊張が生じてかたくなっていくクライアントがいます。そうなると、なかなか新しいものが入っていかなくなるのです。その場合、体の緊張を１回緩めて解くというステップが必要になることがあります。そういうときに、オオシマザクラのエッセンスを使うといいわけです。

バラ科のエッセンスには、「受容」というテーマがあります。何かを受け入れるという段階にあるときに、オオシマザクラのエッセンスはとても役に立ちます。

●身体症状との関係

オオシマザクラのエッセンスを使うと鼻水が出てくるという人もだいぶいるようです。そこで同種療法的に花粉症で、特に鼻水が流れる症状があるときにオオシマザクラを使うことで症状が和らいだというケースが、私自身やまわりの人たちにもありました。これは試してみていただきたいと使い方です。

アレルギーにはさまざまな原因があります。精神的な面でいうと、まわりとの境界線の問題があるかもしれません。つまり、その人にとって受け入れられないものがあるということです。こうしたいわゆる精神的なアレルギー状態のときに、アレルギー症状も悪化します。一人で静かに過ごしているときには、わりとアレルギー症状も穏やかになるときがありますけれども、感情の不調和から症状が強く出ることがあります。そういう場合に、オオシマザクラのエッセンスで過敏性をやわらげるという使い方ができるでしょう。

それから、体が軽くなり循環がよくなるという報告もあります。循環がよくなるというのは、バラ科のエッセンスの特徴です。ハートチャクラに作用するということは心臓に親和性があり、心臓のはたらきがよくなることで循環がよくなって、体があたたかくなったり、軽くなったりするわけです。冷え性の人や、循環の悪さから症状が出やすい人は、バラ科のエッセンス全体が合いますが、特にオオシマザクラはお勧めです。

●ホメオパシーのレメディーとの関係

イタリアのホメオパス、マッシモ・マンジャラボリ（1958－）は『*"Some Rosaceae: Prunus & Similars"*』という本を書いています。これはバラ科のレメディーだけを集めた内容になっています。

マンジャラボリによると、バラ科のレメディーには「本能的な攻撃性を統合するのが困難」というレメディー像があるといいます。怒りを表明することがめったにない人。寛大ないい人でいたい人。家族の過大な要求に対して、自分のフラストレーションを表明せずに、自分の力を使い果たしてでもそれをかなえようとする人。このように、バラ科のレメディー像はとても犠牲的です。バラ科の植物は立派な実をみのらせて、他の生物たちにその実を与えようとします。ひじょうに与えることが上手です。でも、自分のことはなおざりです。他人と対立したときに、相手を擁護して自分を無視することが美徳だと考える。その結果、自分が何者であれかを見失って、肉体的にも感情的にも前進することが困難になる。そういうタイプの人に、バラ科のレメディーは合うのです。

「本能的な攻撃性」といった激しい感情をもちやすい人というのは、自分の感情を無視してまわりの人の感情に同調することで、それを引き受けてしまい、まるで自分の痛みのように感じてしまうことから、不安になったり取り乱したりすることがあるといいます。

また、バラ科のレメディーは、ふだんからボランティアをする人にあいます。他人に対して利他的になる傾向があり、まわりの人たちの行動に敏感になって、つねに自分が慈善的なことを提供できないかと探しているような人です。

「本能の統合が難しい」という面もバラ科のレメディー像にあります。美味しい食事やパートナーとの肉体関係などを楽しむことが難しいような人です。これは日本人によく見られる傾向ではないでしょうか。そういう意味では、バラ科のレメディーはひじょうに日本人に合うのではないかと思います。

それから、自分の理想や考えを厳格に守るような理想家というのも、バラ科のレメディー像の特徴です。

このようなレメディー像を見ていくと、バラ科のレメディーはフォスフォラス（Phos.／リン）とよく似ています。献身的で他人の痛みを自分のもののように受け止める人が、フォスフォラスをとることで自他の境界線が強くなり、プロテクションできるようになるのと同じような感じが、バラ科のレメディーにはあります。

こういうケースでバラ科のレメディーをとるときには、オオシマザクラやウメなど、ファー・イースト・フラワーエッセンスのバラ科のものを、一緒にとってもらえれば、ひじょうにいいサポートになるでしょう。

ちなみに、マンジャラボリの本で最初に登場するレメディーは、プローナススピノーサ（Prun.／スピノサスモモ）というバラ科サクラ属のスピノサスモモのレメディーです。このレメディーはバラ科のレメディー全体との共通点がとても多く、その特徴がよくあらわれています。

この植物はベイリー・フラワーエッセンスでも使われています。ブラックソーンというフラワーエッセンスで、深い絶望というテーマがあります。過去の自分を解放し、新たな生き方に目覚めるというエッセンスです。これもやはり自分を見失っている人にいいものです。ホメオパシー的には癌マヤズムの人に合うでしょう。ベイリー・フラワーエッセンスには、フジ・チェリーとホワイト・チェリーという、２種類のサクラのフラワーエッセンスもあります。これらとオオシマザクラをコンビネーションにして使うこともお勧めです。

アメリカのホメオパス、ロビン・マーフィー（1950-）の『ロータス・マテリアメディカ』には、バラ科サクラ属のレメディーが３種掲載されています。そのいずれもが心臓に関係するレメディーです。やはりハートチャクラとのかかわりがあるということです。

それ以外にも、バラ科の代表的なレメディーには、クレティーガス（Crat.／ヒトシベサンザシ［セイヨウサンザシ］）や、フラガリア（Frag.／エゾヘビイチゴ）、ロサカニナ（Rosa-c.／カニナバラ）、ダマスクローズ（Dama.／ダマスクバラ）などがあります。ロサカニナはバッチのフラワーエッセンスのワイルドローズです。ダマスクローズは「小さなレメディー」ですけれども、花粉症とアレルギーにいいレメディーです。オオシマザクラのエッセンスがアレルギーに使える可能性があるという話もしましたけれども、そう考えるとバラ科はアレルギーと関連性があるのかもしれません。

＊エッセンス体験＊

●感情の緊急時に

オオシマザクラスの使い方としては、まずレスキュー的なエッセンスとして使うことができます。特に感情の不調和による緊急時には、ひじょうに効果があります。これは私の体験ですけれども、あるホメオパシーのレメディーをとったときに、怒りがマックスになったことがありました。そのときにオオシマザクラのエッセンスをとると、強い感情がすっと静まって、じわじわと緊張がほどけていく感覚がありました。そして、心の波立がゆっくりとおさまっていったという体験があります。

●感情と向き合い昇華する

また、オオシマザクラのエッセンスを使いはじめたとき、ハートチャクラに不調和な問題が出てきたこともありました。そこから、ハートチャクラに関係する感情と、一つひとつ向き合っていくことになりました。

最初に出てきた感情は——私はそれをトップノートと呼んでいますけれども——怒りでした。それも日常の些細なできごとがきっかけでした。あるときバスに乗ろうとすると、ちょっと偉そうなおじいさんがいて、「さっさと行け」とばかりに指を動かして、私を先に行かせようとしたのです。そのしぐさが、偉そうにしていた私の祖父に似ていて、そのことが私の怒りのツボを押してむかっとしたわけです。そこから、私の祖父と母との間に確執があって、私は小さいころに母から祖父の悪口を聴かされていたことを思い出しました。それ以来、私はおじいさんが苦手なのです。
　そのあと、他人に対する警戒心や、嫉妬心などを、私は順番に味わっていきました。
　さらにオオシマザクラのエッセンスをとり続けていると、後半の方ではしだいにポジティブな感情を体験するようになっていきました。

　たとえば、ある講座に参加したときに、それが素晴らしい内容だったとします。そのときに、オオシマザクラのエッセンスを使いはじめて、嫉妬心というテーマに取り組んでいる段階だったとしましょう。そうすると、「あの講師、あんなふうにうまいことやって見せているけれどもたいしたことない」とか、「私の方がもっとうまくできるのに悔しい」といった感情が出てきたりします。あるいは「私はとてもあの人のようにはなれない」と自己卑下をするかもしれません。
　それが、オオシマザクラをとり続けていると、「私にもあの講師のようになれる要素がある」「あの人と同じ資質が私にも内在している」「私にはそれを表現することができる」というふうに、ポジティブに考えられるようになっていきます。そして、ひじょうにワクワクした気持ちになります。さらには、もっと勉強しようと思って本屋に立ち寄り、専門書を購入するなど、実際の行動へとつながっていくのです。
　こうしたケースなどは、嫉妬という感情を昇華しているオオシマザクラのエッセンス体験といえるでしょう。

●軽やかな春の雰囲気

　オオシマザクラは春の彼岸頃に花が咲きます。この世の向こう側の世界のゲートが開く時期に開花するということで、オオシマザクラのエッセンスには、亡くなった方とのつながりというテーマもあります。オオシマザクラのエッセンスを使っているときに、亡くなった友人のことを思い出し、その人との間の問題がさらりと流れように、やさしく鎮まっていったというケースもありました。

これらのケースにも見られるように、オオシマザクラのようなハートチャクラのエッセンスは、その学びの体験が甘くやさしいものになる傾向があります。そして、ひじょうにポジティブになりやすいのです。実際に、街の空気が甘くやさしいものに感じられたりもします。

オオシマザクラのエッセンスを飲んでいると、その人の雰囲気も変わります。私はふだん、ダークな色調の服を買うことが多いのですが、いつもと違うパステル調の服が目について、つい買ってしまったりします。おそらく私のオーラがそういう感じになっていくのでしょう。まるで春色の風を身にまとうような、自分の体が桜色に染まるような、そしてとても軽やかな感覚になります。これはある程度、バラ科のエッセンスに共通していえることかもしれません。

ヤマブキ

Kerria japonica

12の花ごよみシリーズ 4月

キーワード

思い出・ためらい・
過去を手放す

調和した状態

インナーチャイルドを癒して自立できる。自分らしさに自信が持てる。決断力や実行力が高まる。

不調和な状態

過去の悲しみを手放せない。インナーチャイルドの問題。何か物事をはじめようにも腰が重い。ためらいがち。

分　類:	バラ科ヤマブキ属
学　名:	*Kerria japonica* (L.) DC.
和　名:	ヤマブキ(山吹)
花　期:	4～5月

テーマ

依存（過去の思い出に依存する）
インナーチャイルド（母親との関係を思い起こす必要がある）
悲しみ（この世のものの移ろいゆく悲しみ）
希望（過去よりも未来の希望に目を向ける）
消極的（過去の思い出に浸り前向きになれない）
落胆（この世のはかなさや虚しさに落胆）

肉体・エネルギー面

耳、難聴。
第3チャクラ。

感情・精神面

懐かしさ。母を思い出す。
感動、感涙しやすい。
家族との葛藤。
悲しみ、押し寄せる。別離の痛み。
「お見送り」。
「自分を責めないでいい」。
決断力、実行力。

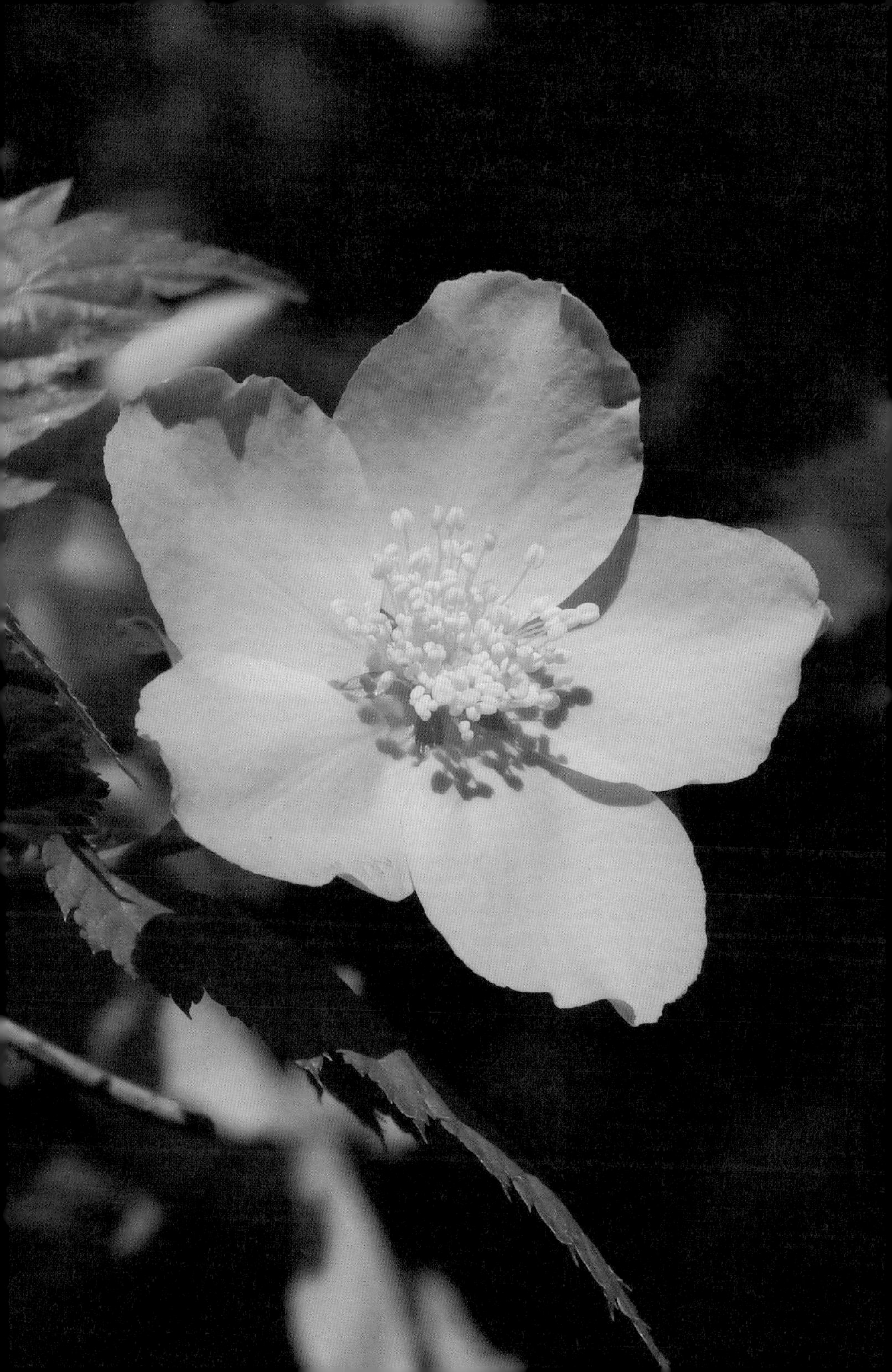

＊植物の特徴＊

●黄金色の花

ヤマブキはバラ科ヤマブキ属の落葉低木で、花ごよみシリーズでは４月のエッセンスです。英名では Japanese rose と呼ばれています。花弁は黄金色の５弁花です。一重の花のほか、かわいらしい八重咲きのヤエヤマブキもあります。ファー・イースト・フラワーエッセンスで使われているのは、一重のものです。

実際の植物を観察してみると、葉は縁にわりと深い切れ込みがあります。触ると痛いわけではないのですが、はさみでぎざぎざにカットしたような印象です。葉面には薄く毛が生えています。ちょっと乾燥した感じがして、手触りは粗い和紙のような質感があります。風が吹くと細い枝が大きく揺れます。花もひらひらとして、写真を撮るのがたいへんです。こういう実際の植物から受ける印象は、フラワーエッセンスをとったときの感覚ともリンクしていたりします。ですから、ぜひヤマブキの花が咲いているときに、実際の植物を見ていただきたいです。

ヤマブキの花咲く季節は春のさかりです。ヤマブキとほかの春の花が一緒に咲いている情景はたいへん美しいものです。黄色い花をつけたヤマブキの枝が地面にかかるくらいに伸びた先を見ると、紫色の小さなスミレの花が咲いていたりします。

『万葉集』にはヤマブキを詠んだ歌が 17 首ありますが、そのなかにヤマブキとスミレが一緒に咲いているのを詠んだ歌があります。このスミレとは、ツボスミレのことのようです。ツボスミレはヤマブキと同じ時期に花が咲くのです。

ファー・イースト・フラワーエッセンスには、ツボスミレのエッセンスがあります。ヤマブキとツボスミレのように、同じ時期に花咲く植物はコンビネーションにするといいということが、ファー・イースト・フラワーエッセンスではよくいわれます。この組み合わせは歌にも詠まれているくらいですし、なかなかいいのではないでしょうか。

＊エッセンスの質＊

●第3チャクラとの関係

ヤマブキのエッセンスは、肉体面では耳との親和性があるといわれています。また、ファー・イースト・フラワーエッセンスでは、花の色とチャクラの関係を見ていきますから、あざやかな黄色い花を咲かせるヤマブキは一般的に第3チャクラと関係していることになります。第3チャクラにはアイデンティティ、個性、他者や環境との境界線、パーソナルパワーといったテーマがありますけれども、ヤマブキの質にはその辺りのことが含まれています。

●インナーチャイルドを癒す

ヤマブキはインナーチャイルドの癒しに使えるエッセンスです。『ファー・イースト・フラワーエッセンスガイドブック』を読むと、ヤマブキには母親というテーマがあると書かれていますので、特に母親との思い出やトラウマを癒しながら人生を前に進んでいくときに使うといいでしょう。

一方、父親との関係性におけるインナーチャイルドの問題は、この次に紹介するノイバラがそれにあたるエッセンスになります。ですから、父親と母親の両方のエネルギーから脱していくというテーマに対しては、ヤマブキとノイバラのコンビネーションで使うことをお勧めします。

さらに、ヤマブキとノイバラにビワを加えたコンビネーションもあります。これは過去の問題はヤマブキ、現在の癒しにはビワ、未来にはワンダーチャイルドを呼び込むノイバラという組み合わせになっています。バラ科のエッセンス3種による、やさしいアプローチでインナーチャイルドを癒すコンビネーションだと思います。

＊エッセンス体験＊

●母親との思い出

『ファー・イースト・フラワーエッセンスガイドブック』の共著者である東昭史が、以前にヤマブキのエピソードについて語ってくれました。彼が自生するヤマブキを求めて山を歩いていたとき、実家の母親のことを思い出したそうです。実家の玄関の脇には小さな囲いがあり、植物が好きな母親はそこにヤマブキをただ一株だけ植えていました。本当はもっとたくさんの花に囲まれたいだろうに、一株のヤマブキしか植えられないことが何だか不憫に思えて、ヤマブキを探しながら泣いたというのです。

このエピソードから、ヤマブキのエッセンスには、母親との過去の思い出や、母親との関係におけるインナーチャイルドの問題という質を含んでいることがうかがえるでしょう。

ヤマブキは山の川沿いによく生えていますが、そのフラワーエッセンスは、過去の親しい人との思い出をさらりと水に流すように流していきます。母親との関係性を手放して、その影響を脱して自立していく。そして前に進んでいく。第3チャクラのテーマであるパーソナルパワーをいまこの瞬間に集中できるようになるフラワーエッセンスなのです。

私がヤマブキのエッセンスをとりはじめたのは、ちょうど仙台にある実家に帰省していたときでした。リビングでお茶を飲みながらテレビをつけると、ある番組が放映されていたのです。それは海外の実話の再現ドラマで、薬物中毒の両親のもとで育ったホームレスの若い女性の話です。過酷な環境に育ちながらも高校に通い、希望していた難関大学に入学したという半生を描いたものでした。その内容が、ちょうどヤマブキのエッセンスの調和した状態である、インナーチャイルドを癒して自立するというテーマと重なっているという、シンクロニシティがまずあったわけです。

私は実家にいる間、ヤマブキのエッセンスをとりながら、母とさまざまな話をしました。私の母も植物が好きで、実家には小さな庭があり、そこに植えられた植物たちを母と一緒に一つひとつ見ていきました。そうやって、母との思い出に向き合う時間を設けました。そのなかで、私のなかで何かひとつ殻が外れたように思いました。

それと同時に、自分のなかである年上の女性との関係性というテーマが浮上してきました。その人は私の母によく似た性格で、ちょっと過干渉気味なところがある人でした。そのテーマのベースにあるものが母親との関係性であり、それが目の前にあらわれたのが、ある年上の女性だったことに気がついたのです。ヤマブキのエッセンスによって、そのことに向き合わされたという体験でした。

ノイバラ

Rosa multiflora

その他のエッセンス

キーワード

子供・情熱・自己肯定

調和した状態

自己肯定。自分を大切にする。子供心で生きる。日常を楽しむ。情熱。ハートを活性化。やさしい心遣い。

不調和な状態

生真面目すぎる。批判的になる。肉体的、精神的に傷ついている。自傷。自信喪失。あきらめ。

分　類	バラ科バラ属
学　名	*Rosa multiflora* Thunb.
和　名	ノイバラ（野茨）
花　期	5～6月

テーマ

愛（自己愛、自己肯定、自分を大切にする）
インナーチャイルド（天真爛漫な子供心、癒された内なる子供）
自己卑下（生真面目で自分自身に批判的）
情熱（毎日の生活を楽しむ、生きる喜びと情熱）
絶望（絶望から生じる自己否定やあきらめ）
退屈（毎日の生活を楽しめない）
トラウマ（父親との問題における古い心の傷）

肉体・エネルギー面

頭痛、右こめかみ。
右目。
肩、力が抜ける。
喉。
頻尿。
体温上昇。
肉体の傷。
第5チャクラ。

感情・精神面

心の傷、トラウマ。虐待。
少し興奮するような高揚感。
自己肯定。人生を大切に。
やさしい子供心。
気楽、陽気、ユーモア。
情熱。心身の活性化。
批判的精神。
あきらめ。自信喪失、鬱。

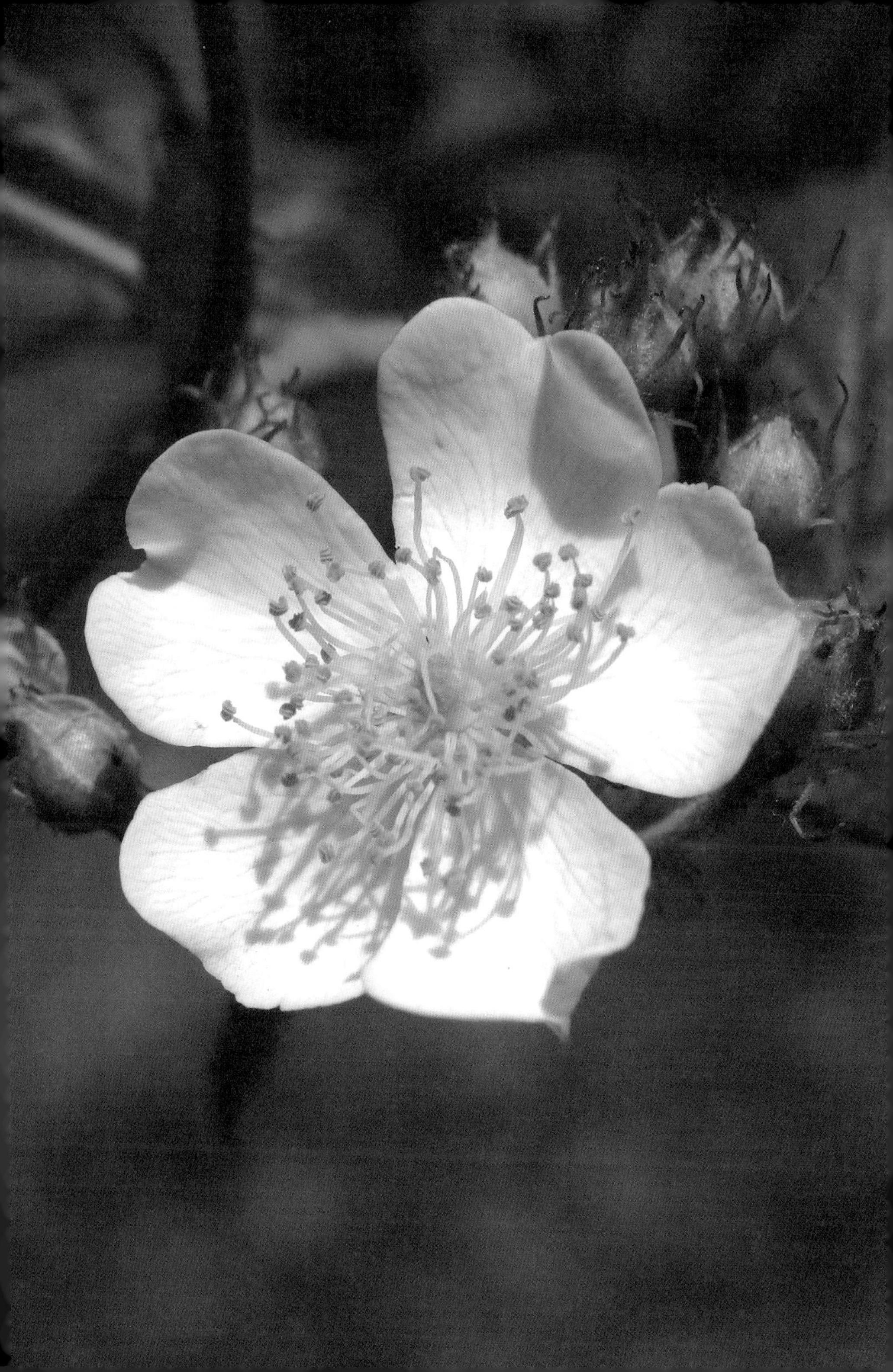

＊植物の特徴＊

●日本の代表的な原種のバラ

ノイバラはバラ科のつる性植物です。河原でとげのある茂みを見かけたならば、それはノイバラかもしれません。

バラの原種は世界に 150 ～ 200 種あるといわれますが、ノイバラは日本の代表的なバラの原種のひとつです。他にはテリハノイバラやハマナス、サンショウバラなどがあります。ハマナスやサンショウバラは分布域が限られますが、植物園や公園などに植えられているものを見ることができるでしょう。

ノイバラからは品種改良されたさまざまなバラが生まれています。そういう意味では、オオシマザクラと同じように、園芸種の親的な立ち位置になります。

以前に NHK の『バラのささやき～創られた美の物語』という番組を見ました。そのなかでアニメーションを使ってバラの原種を紹介しているシーンがあるのですが、ノイバラは可愛い少年のような女の子のキャラクターで登場していました。ノイバラにはちょっとそういうイメージがあります。

ノイバラは大輪の豪華なバラではなく、素朴でかわいらしい小さな花を咲かせるバラです。花弁は白色ですが、ほのかにピンク色がさしているものもあります。ファー・イースト・フラワーエッセンスで使われたノイバラは、後者の花だそうです。ピンク色はハートチャクラと関係していますから、その点がより強調されたエッセンスになっているのではないでしょうか。

＊エッセンスの質＊

●小さな傷を癒す

ノイバラのエッセンスは、肉体面では頭痛や体温上昇との関係、部位では肩や喉との親和性が見られるといいます。また、傷あるいは古傷にいいという報告もあるそうですが、私もそういう体験をしています。

あるとき、河原で植物観察をしていたところ、ノイバラらしき茨で足首を引っかいてしまいました。その後、そのときの傷がケロイドのようになってずっと残ってしまいました。それからしばらくして、ノイバラのエッセンスが生まれました。それを手にしたときに、このケロイドがよくなると直感的に思ったのです。私はノイバラのエッセンスをのみながら、患部にもスプレーしました。そうすると、黒く変色していた傷跡が、本当にきれいになったのです。そういう体験があります。

肉体的な小さな傷はもちろん、ハートチャクラについた細かい傷を修復してくれます。そのハートチャクラの傷というのは大きな致命傷ではなく、日常でつく細々とした傷です。小さな傷なのでふだんはそれほど重視していないけれども、気がつくとこんなに傷ついていたのかと思うようなものです。ノイバラはそういう傷を修復していくことが得意なエッセンスなのです。

また、このエッセンスには浄化のエネルギーもあります。それはまるで日なたで日光を浴びながら、ちりちりと軽くあぶられて浄化されるみたいな感覚です。

●トラウマを癒す

ノイバラのエッセンスを長く使っていると、深いトラウマにもはたらきかけます。たとえば、子どものころに暴力を受けたようなつらい出来事にも向き合えるようになります。

そのときに、いきなり問題の核心をわしづかみにするような感じではなくて、陽気にゆっくりとした歩みで徐々に寄り添っていくようにトラウマと向き合えるのです。たとえば「夢で見せるよ、いいかな？」「ちょっとあのトラウマ、見てみようか？」みたいな感じです。

ノイバラはつる性でとげのある植物ですが、そのとげがハートにチクチクとささっているような、そういう小さなハートの傷から修復をはじめて、それがきれいになったら手をつけにくかった大きな傷に触れていこうかという感じで、やさしくハートの傷を扱ってくれるのです。

きわめて深いトラウマを抱えている人で、ママコノシリヌグイのエッセンスを使うと、痛みや悲しみが噴き出してしまい、日常生活をおくるのがたいへんになりそうな人は、このノイバラのエッセンスを使ってみてください。じわじわとやさしくアプローチしていきます。途中で嫌だと思ったら止めてもいいので、長く使ってみてください。トラウマの核心までなかなか到達できなくても、日常自体が陽気になるので、心地よく使っていただけると思います。

●循環を促す

水の循環がよくなるという人も多いです。私もふだんはそれほど水を飲まないのですが、ノイバラのエッセンスを使っているときは、水をぐいぐい飲めるようになりました。その水が吸収されて体を巡っていく感覚がありまして、肌の調子もよくなりました。

生の果汁を飲みたい、さわやかな柑橘系の果汁を体に入れたい、食事に果物を採り入れたい、新鮮な食べ物で体を活性化したいといった衝動もありました。とにかくフレッシュに、さわかやかに、軽やかになりたいという気持ちになるのです。ビタミンやミネラルを補給したくなったので、ふだんよりもホメオパシー版栄養サポートであるティッシュソルトをたくさんとりました。

循環がよくなるということでは、体が熱くなる感覚もありました。これはバラ科のエッセンスに共通する特徴ではないかと思います。体が熱くなる感覚はヤマブキが１番でしたが、ノイバラやオオシマザクラ、ビワのエッセンスにも、強い感覚がありました。

●女性性の癒し

バラ科であるノイバラのエッセンスには、パラ科に共通するハートチャクラというテーマとともに、女性性というテーマもあります。ですから、ノイバラのエッセンスを長く使っていると、美容に対する意識が上がってきたりします。また、自己愛も高まってきます。ノイバラは女性性の癒しにも使えるエッセンスだと思います。

●陽気なエネルギーを呼び込む

ノイバラは、とにかく明るい陽気なエネルギーを呼び込むエッセンスです。特に、はじめてファー・イースト・フラワーエッセンスを使うという人に、私はノイバラをお勧めしています。ほかにビワやオオシマザクラのエッセンスをお勧めすることもありますが、これらはいずれもバラ科という点で共通しています。

＊エッセンス体験＊

●ノイバラのイメージ

ノイバラのエッセンスを最初に使ったとき、面白いイメージが浮かんできました。くたびれたグレーのスーツのサラリーマンが出てきたのです。

彼は上着を脱ぎ捨て、太ももまでスーツパンツをめくり上げて、裸足になって公園を走り回っていました。芝生を転げまわり、噴水に飛び込んで水しぶきをあげ、歓声をあげているシーンが見えました。まるで大人が子どもになった瞬間のようです。

サラリーマンのイメージはまだ続きます。彼は退屈な書類が詰まった重いカバンを空に放り投げて、その代わりにフリスビーを投げて犬と一緒に走り回りました。そして、芝生の上にシートを敷き、ありったけのおやつを並べはじめます。さらに、読みたかった本を山のように積み上げるのですが、「ああ、でももう本は読んでも読まなくてもいいや。寝てしまってもいいや」と横になるのです。

そのとき、ものすごい解放感が湧いてきました。何をしてもいい、自由だなと。そのときの記録を読み返すと、「まるでラテンの風が巻き起こるような感じ」と書いてありました。ノイバラはそういう陽気な風を運んでくれるエッセンスなのです。軽やかで使いやすく、はじめての方にもお勧めしやすいものになっています。

ストイックなものが多いファー・イースト・フラワーエッセンスのなかで、このノイバラはちょっと珍しいタイプといえます。やはりまじめな日本人には、ふつうラテンの風など吹かないわけです。大人であれば子ども心全開。恋愛中なら恋のパワー全開。音楽やダンスをしていれば芸術パワー全開。とにかく陽気な風という感じなのです。ノイバラの歌が都会のビル街をいきおいよく駆け抜けていって、グレーにくすんだ日本のオーラを本来の鮮やかな色に戻してくれるイメージが浮かびました。都会の公園や、野外のイベント会場、人が集まる広場に、ノイバラのエッセンスをまいてまわりたいという気持ちが、湧き上がってくるのを感じたのです。

●子ども心と遊び心

それから、子ども心や遊び心というのも、ノイバラのエッセンスのテーマです。私の場合は水遊びをしたくなりました。公園に行くと噴水をじっと見つめて「あの中に入りたい」という気持ちが湧いてくるのです。あとは、保育園や幼稚園に乗り込んで、遊具で一緒に遊びたいとか。これはある意味でちょっと危険な衝動かもしれません。もちろん実行はしませんでしたけれども、私がもし子育て中だったら、子どもをだしにして私が滑り台とかで遊んでいたと思います。ついでにいうと、お子様ランチを食べたいという気持ちもありました。

このように、ノイバラのエッセンスを使うと、本当に子どもに帰り、童心に帰って、パワフルで解放感あふれる遊びをしたくなるのです。子どものときに遊べなかったことを、大人の自分がすることで癒したいという気持ちになるわけです。まじめな日本のサラリーマンみたいな人が、自分を解放するために、生活のなかに遊びを採り入れるとか、しばらく仕事が忙しかったので遊びに行こうとか、そういう気分にさせてくれるエッセンスでもあります。

これはとても大事なことだと思います。生活にリラクゼーションの要素を採り入れないと、やはり潰れてしまいます。特に、ホメオパシーなどの自然療法を実践する人は、とても生真面目で、「少し休んだらどうですか」といっても、首を縦に振らないことが多いです。

そういうときに、ノイバラのエッセンスを提案していただけたらと思います。実際に使った人からは「ちょっと休みをとってバカンスに行ってきました」「一人でいる時間のなかで自分の生活を見つめ直しました」という報告もありました。馬車馬のように働いていると余裕がありません。ノイバラはこれからの生き方をチェンジしていくきっかけになるエッセンスなのです。

●家族との関係性

ノイバラは父親との関係というテーマがクローズアップされるエッセンスでもあります。このエッセンスをとっている間、父と子がいる場面をよく見かけたり、近所から父と子が言い争う声が聞こえてきたり、テレビをつけるとそういうドラマがたまたま放映されていたり、父親と子どもという構図に関する情報がたくさん入ってきました。

ですから、父親との関係性を癒すエッセンスのひとつがノイバラなのだと思います。そのはたらきは、自分のなかの真面目な男性性を癒すことで、まわりの男性との関係が変わっていくという感じでしょうか。働きづめだった人が、少し遊びの方にシフトしていくのです。

私の場合は、家事に駆り立てられて生活を楽しめないというパターンから脱するというテーマが、ノイバラのエッセンスをとり続けているときにその後半の方で浮上してきました。

あとは家族との交流が活性化するというテーマもあります。ノイバラのエッセンスを使用した人からは、「家族と話し合いました」「楽しい時間を家族で過ごしました」「親しい人と旅行に行きました」といった報告が多いです。

そのときに、家族や親しい人との関係でわだかまりがあるならば、自然とその課題に取り組んでいたりします。たとえば、それまで聞けなかった家族の本音を話し合う瞬間がおとずれたりするのです。それも、対決的な姿勢で本音を言い合うという感じではなくて、一緒に楽しく遊んでいるうちにそういう話題になり、コミュニケーションが生まれてきたりします。ですから、家族や親しい人に対してやさしくなれます。さまざまな心配りをするようになるのです。そういうところは、やはりバラ科だなと思ったりするわけです。

ビワ

Eriobotrya japonica

12の花ごよみシリーズ 12月

キーワード

信頼感・慈愛・安心

調和した状態

安心してこの世界にいられる。他者を深く信頼し、気楽に人や物事にのぞめる。他者への慈愛が溢れ出す。

不調和な状態

不安感。他人に対する不信感。自己卑下。自分に自信がなく、何をするにもためらう。無関心。

分　類	バラ科ビワ属
学　名	*Eriobotrya japonica* (Thunb.) Lindl.
和　名	ビワ（枇杷）
花　期	11～1月

テーマ

愛（幼い頃に十分愛されなかった）
依存（自己不信から他人に依存する）
インナーチャイルド（幼時の愛情不足が心の傷になっている）
自己卑下（自分に自信がない）
消極的（自信のなさから何事もためらう）
信頼（他人や世の中を信頼できない）
不安（対人不安。他人を信頼できない）
保護（守られている感覚がなく、いつも不安）

肉体・エネルギー面

頭、あたたかさ、すっきり。
肩、軽くなる。
胸、呼吸が楽になる。
体のあたたかさ。
浮遊感、脱力感。
眠気。
グラウンディング。

感情・精神面

安全で保護された感覚。
穏やか、リラックス、落ち着く。
つつまれる感じ。
まわりのことや心配事が気にならない。
自信、自尊心。
離人症の感覚が治る。

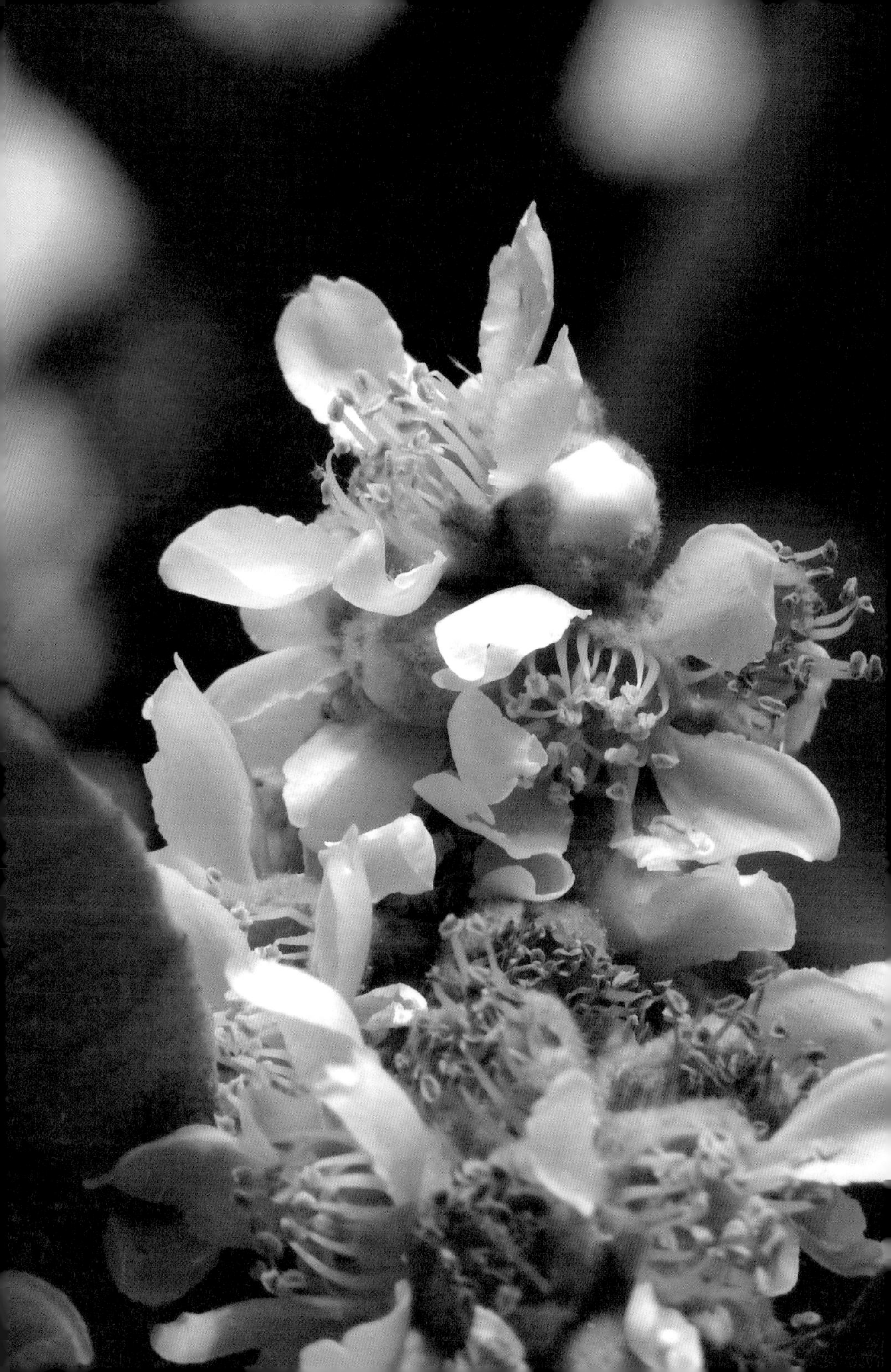

＊植物の特徴＊

●日本人を支えてきた有用な植物

バラ科というとイチゴやナシ、リンゴ、プラム、チェリーやモモなど、美味しい果物がなる植物が多いですが、ビワもそうです。最近では世界中の果物が年中スーパーで手に入るので、ビワの実はあまり食べられなくなりましたけれども、私は子どものころによく食べました。大きな種があって食べづらいという人もいますが、皮は手でするっと簡単にむけます。素朴な味わいでけっこう美味しいです。甘みもありながら少し酸味も効いていて、わりとジューシーだったりします。

ビワはバラ科ビワ属で、属名 *Eriobotrya* はギリシア語の「産毛」と「ブドウ」の合成語です。ビワの実が白いやわらかい毛におおわれていることと、その実が枝先に鈴なりになる姿がブドウのように見えることから名づけられたといいます。種小名に「日本の」とありますが、原産地は中国です。日本には、中国から海流にのって流れ着いた種が日本海沿岸に根づいたといわれています。英名は Japanese loquat といいます。

ビワは歴史のなかで、日本人を支えてきた植物の一つといえます。ビワの木にお世話になっている人は多いでしょう。果実を食用にする話はしましたが、ビワの葉の効能も有名です。ホメオパシーにはビワのマザーチンクチャーがあります。エリオボトリアという名前で、咳の問題によく使われます。私はビワのエッセンスと混ぜて一緒にとったりします。

ビワは冬に花が咲きます。この時期に花咲く植物はとても少ないです。冬の寒さのなかで、枝一杯に花を咲かせている姿は、「よくぞ咲いていてくれた」と、胸に迫るものがあります。木の下にいると離れがたくなります。寒いけれどもシートを敷いて、ずっとここにいたいという気持ちになるのです。

＊エッセンスの質＊

●不安と恐れ

世界のフラワーエッセンスで、以前は日本にも販売店があったのですけれども、南アフリカフラワーエッセンスというブランドがあります。ジャネット・ユナイト・ペニーが、南アフリカのテーブルマウンテンの花から作ったエッセンスです。そのなかにビワから作られたロクワートというエッセンスがあります。

実はこのエッセンスが QX-SCIO に登録されています。キーノートは、無関心、引きこもり、あきらめです。自分の課題に直面したときに不安と恐れを感じて現実を回避して引きこもろうとする人、無関心とかあきらめで意志をはたらかせられない状態の人に用いるエッセンスです。この質はファー・イースト・フラワーエッセンスのビワともリンクしています。

●ハートへの作用

ビワはひじょうにバラ科らしいエッセンスの一つです。バラ科のエッセンスの特徴として循環がよくなるという話をしましたが、ビワも使うとあたたかさを感じるエッセンスです。

チャクラとの対応については、花が白色なので第 7 チャクラに作用する可能性はあるかもしれません。あとはバラ科植物なので第 4 チャクラには作用すると思います。

＊エッセンス体験＊

●あきらめない気持ちを支える

私がビワのエッセンスを使いはじめたとき、ちょうど家族が怪我で入院をしていました。そのときの私は、あるフラワーエッセンスの資格を取ろうとしていました。でも、家事をしながら病院にも通う生活をするなかで、資格取得のためのレポートを作成する時間もとれず、もうあきらめようかと思っていたところでした。

それでも、ビワのエッセンスを使っていると、あきらめないぞという気持ちが湧いてきました。いろいろな手立てを使って、一生懸命時間を創り出そうと。結局、レポートを英文に翻訳してくれる人を紹介してもらえたり、自分のための時間を削ったりしながら、期限ぎりぎりでケースレポートを提出することができたのです。ビワのエッセンスに支えられながら、私は自分のやりたかったことを最後までやりきることができました。

●守られている感覚

ビワはオニグルミのようにプロテクション効果が高いエッセンスです。

『夏目友人帳』という漫画がありまして、アニメ化もされているのですが、そのなかで主人公を守る毛並みの豊かな神獣が登場します。

はじめて私がビワのエッセンスを使ったときに、その神獣に似たイメージが浮かびました。それはまるで金色の毛並みの神獣に体を囲まれて守られているような感覚でした。ビワの花は毛皮のような茶色い萼に包まれていて、手触りがとてもいいのです。その茶色の毛が金色の毛並みの神獣のようなイメージになったのだと思います。

ビワはお守りのようなエッセンスです。使っていると安心感が生まれます。いつもふところに入れて持ち歩きたくなります。他の人からも「守られている」「ほっとする」という感想を聞くことがとても多いです。

私がビワのエッセンスを使いつづけていたときは、人生のとてもつらいステージだったと思います。家族が生きるか死ぬかという大怪我で入院をするなかで、自分のことも、家族のことも、娘のことも、実家のことにも取り組んでいた時期でした。そんな私をあたたかく守ってくれたのが、ビワのエッセンスでした。

＊バラ科のエッセンスの特徴＊

●ハートチャクラ

最後にバラ科のエッセンスについてのまとめや、これまでに出てこなかった論点について述べていきます。

バラ科はハートチャクラのエッセンスです。自分と違うタイプの人を理解して信頼することや、受容性というテーマがあります。自分の人生の流れを信頼することも、そこには含まれてきます。

また、自己犠牲というテーマもあります。自分のことよりも家族のことを優先して、奉仕してしまう。そういうところに自分のエネルギーをとられてしまう。このようなときに、バラ科のエッセンスはとても助けになるでしょう。その場合、自分が使うだけでなく、家族にも同じものを使ってもらえたらと思います。

私たちが感情の問題に取り組むとき、「頭ではわかっているのだけれども」ということがとても多いです。わかっているけれども、腑に落ちない。それがしっくりくるときというのは、頭にあるものがハートにおりてくるときです。その瞬間、エッセンスがよく効いたと感じることでしょう。そういう状況を起こしてくれるのが、ハートに作用するバラ科のエッセンスなのです。

●つながり

バラ科のエッセンスは、人間同士のつながりだけでなく、それ以外の存在とのつながりを深めてくれます。

私はセキセイインコを飼っているのですが、エッセンスの好き嫌いがあって、それがとてもはっきりしています。いくつかのボトルを並べて見せると、バラ科のエッセンスのボトルのそばに行って、それをつついて倒すのです。倒れたボトルを立ててあげると、またつついて倒します。おそらく好きなのでしょう。

うちの初代のセキセイインコが1番好きだったエッセンスは、キンミズヒキでした。2番目がオオシマザクラで、3番目はビワでした。いずれもバラ科です。いま飼っている2代目のインコも、やはりバラ科のエッセンスを狙ってきます。

『ファー・イースト・フラワーエッセンスガイドブック』には、ウメと鳥の関係について書かれていますけれども、私もウメのエッセンスをとっているときに、鳥に関するシンクロニシティがたくさんありました。たとえば、初代のインコがうちにやってきたのは、私がキンミズヒキとビワのフラワーエッセンスをとっているときでした。

バラ科のエッセンスをとっていると、野外で見かける鳥たちが、自分の飼っている鳥のように思えてきて、鳥と仲良くなっていく感じがしました。さらには、鳥だけでなく他の動物たち、ともに地球を生きる他の仲間たちとのつながりが、深く、太くなっていきました。自然界の仲間たちとハートを通してつながるという体験ができたのです。

私以外にも、バラ科のエッセンスで動物と仲良くなれるという人が何人もいます。そういうサポートをしてくれるものなのだと思います。

●循環

バラ科には循環というテーマがあります。私がオオシマザクラのエッセンスをとっているとき、自然界の豊かな恵みのサイクルというイメージが湧いてきました。土のなかにいる種が芽を出し、花を咲かせて、実をみのらせる。それを動物たちが食べて、動物の体の中を巡って、また種が土に還る。

バラ科植物は、自然界の循環するシステムのなかにしっかりと組み込まれて、やさしく自然界に貢献する仲介者としての役割をはたしている存在だと思います。

バラ科のエッセンスをとっていると、私たちもハートチャクラで自然界とつながることで、循環していけるのではないかという意識が湧いてきます。

●バラ科以外とのコンビネーション

フラワーエッセンスのコンビネーションのテクニックとして、正反対のものを組み合わせるという方法があります。質として真逆のものです。

たとえば、バラ科のようにハートをオープンにするものと、その反対に境界線を強めるものとを、混ぜて使うわけです。そうすると、ほどよいところに落ち着きやすいのです。

ウメのエッセンスの場合、その両方の質を持ち合わせています。ハートチャクラに作用してハートを開くバラ科の特質と、人や情報との境界線を引くというウメ独自の特質があります。こういうものはとても使いやすいといえるでしょう。

私たちの感情は矛盾をはらんでいます。正反対の感情を持ち合わせていることも、ままあることです。それに対してエッセンスで対処するには、矛盾を受け入れ、統合できるように、正反対のものを組み合わせるといいのです。

このテクニックは、好転反応が出たときなどにも使えると思います。

そういうときに、バラ科のエッセンスを外さずに加えてもらうと、ひじょうによい結果が出やすくなるでしょう。

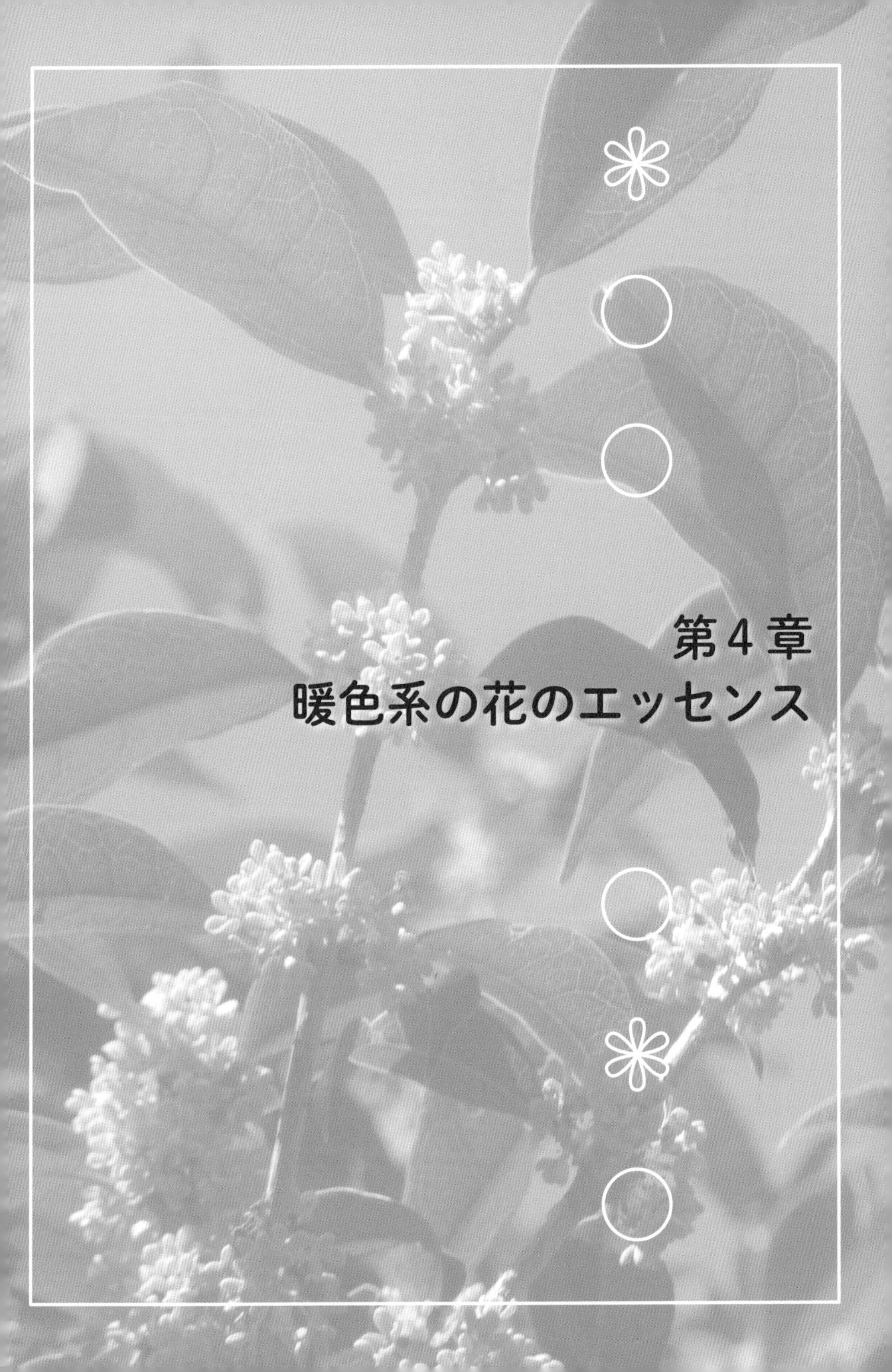

第４章
暖色系の花のエッセンス

ヤブツバキ

Camellia japonica

12の花ごよみシリーズ 1月

キーワード

母性・成熟した女性・美しさ

調和した状態

傷ついた内なる女性の癒し。母性に目覚める。女神や大地母神のイメージ。落ち着いた大人の女性。充実したパートナーシップ。

不調和な状態

自分の肉体を嫌悪。女性の否定的な面が目につく。作られた女性像をうのみにする。女性的な本能を否定。充実したパートナーシップ。

分　類：ツバキ科ツバキ属

学　名：*Camellia japonica* L.

和　名：ヤブツバキ（藪椿）

花　期：11～4月

テーマ

愛（パートナーシップに関する問題）

自己卑下（自己の女性性を否定的にとらえる）

女性性（否定的な女性像を頭に描いている）

信頼（男性性を信頼できない）

トラウマ（女性性を否定され、不信感を持つ）

肉体・エネルギー面

仙骨、子宮。

胸。

背中。

にきび。

中心に軸が通る。グラウンディング。

第2チャクラ、第4チャクラ。

感情・精神面

安心感、包まれる感じ。

女性性、母性。

忍耐。

頭で考えなくなる。

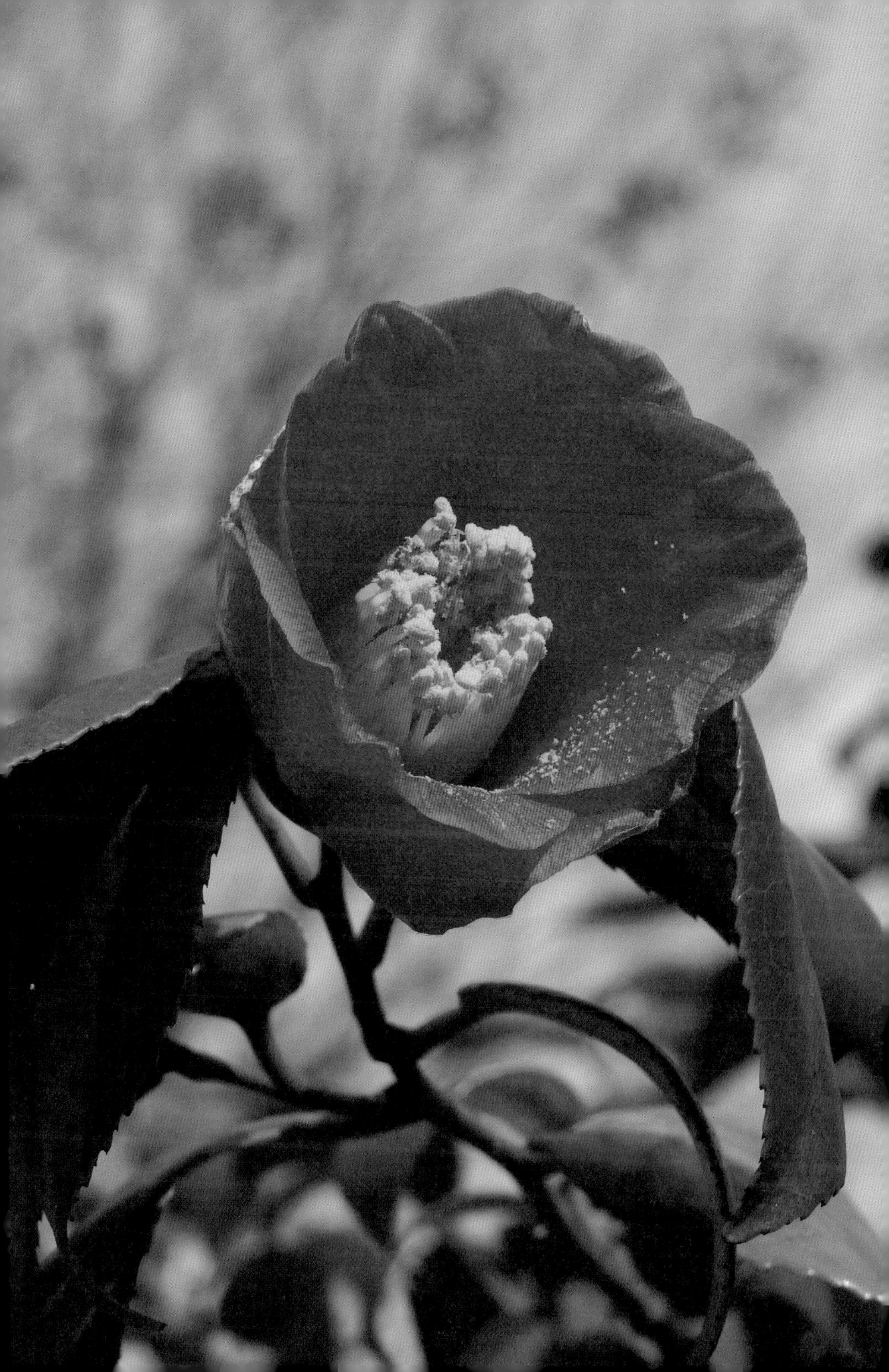

＊植物の特徴＊

●雪景色のなかにのぞく紅色の花

ヤブツバキは、ファー・イースト・フラワーエッセンスの花ごよみでは１月の花ですけれども、実際には11月から４月くらいまで咲いています。ちょっと数えてみると、６カ月くらい花期がありますので、１年の半分は花が咲いているということになります。

ヤブツバキは花の少ない寒い季節に、赤く可憐に咲く花がとても印象的です。色どりが少ない季節に、道でヤブツバキに出会うと、はっと目を奪われることがあります。私は東北出身なのですが、東北の冬はずっと雪が降っていて、その雪景色のなかに、ぽつんと紅色の花がのぞいていた思い出があります。冬から春にかけて長く花咲き、ずっと私たちの生活を見守っているのがヤブツバキという花です。

また、冬の寒い時期に花が咲くことに加えて、日陰にも強い植物です。これらの特徴から忍耐力がある植物ではないかと思います。それから樹皮や花がとても女性的です。樹皮は白っぽくてすべすべしています。花はカップ形で受容性があるのではないかという特徴が見られます。

●名前の由来

ツバキという名前の由来ですが、葉が厚いので厚葉木（あつばき）の「あ」が省略されてツバキになったという説や、葉に光沢があるので艶葉木（つやばき）、または強葉木（つよばき）、光沢木（つやき）からの転訛という説などもあったりします。

「椿」という漢字は、木へんに春と書きます。なので、春の喜びを伝える木という意味があります。ヤブツバキの花が盛りとなる２月から３月は、まだ空気にひんやりとした冬の寒さがあります。けれども、だんだん太陽の光がやわらかくなってきて、春の気配が濃厚になってくる時期です。そのなかで赤いヤブツバキがいっぱい咲いているのを見ると、そろそろ明るい季節がやってくるぞという希望や喜びが湧きあがってくるのではないでしょうか。

ちなみに、ファー・イースト・フラワーエッセンスの花ごよみシリーズには、木へんに冬という字を書く植物もあります。ヒイラギです。

●ツバキの書物

ツバキの園芸は江戸時代からさかんで、空前のツバキブームが巻き起こったことがあります。そのころにたくさんの美しい園芸品種が生まれました。ツバキに関する書物もたくさん作られています。

そのひとつが『百椿図』です。これは2巻の巻物になっていて、いまはもうない品種も載っていたりします。さまざまなツバキが硯箱やちりとりのほか、いろいろな器とともにいけられています。いまでいうフラワーアレンジメントの要素があります。さらには、歌人や俳人、皇族、僧侶、大名など当時の文化人およそ50人の和歌や俳句が、ツバキの絵に添えられています。

『百椿図』は毎年1月に青山の根津美術館で展示されるのですが、実物は色あざやかでとても美しいです。ツバキが日本人に一番愛された時代に、ポンとタイムスリップしたような、なんともいえない高揚感があります。

日本のツバキブームは明治末期に下火になりましたが、欧米では19世紀初頭からイギリスを中心にブームが起こり、現在でもたいへん人気があります。

ツバキの写真や絵を見ていると、気持ちが華やぎます。それはツバキマジックとでもいうべき、ツバキの魅力のひとつではないでしょうか。

日本ツバキ協会会長だった安達瞳子（1936-2006）の『椿しらべ』という美しい本があります。この本には現代のツバキの名所を昔風にあらわしたマップが掲載されています。とてもきれいな地図で、これを眺めていると、あちこちへ行ってみたくなります。

『椿しらべ』には、大正時代の夢判断の本にツバキの項があるという話が紹介されています。「椿を見れば衣食足るの兆」「椿の茂るを見れば長寿、家栄ふるの兆」「我身、椿の下に在りと見れば人の助けを得るの兆」（p.87）など、だいたい吉兆で、ツバキを夢に見ることをとても喜んだというような記述があります。

ツバキがキーワードになっている文学は数多くあります。

フランスの小説家、アレクサンドル・デュマ・フィス（1824-1895）の作品に『椿姫』という小説があります。当時のパリの社交界を舞台に、高級娼婦と取り巻きの一人である男性との恋愛を、デュマ・フィス自身の体験に基づいて描いた作品です。ジュゼッペ・ヴェルディ（1813-1901）によるオペラや、映画などでも知られています。これはとても有名でしょう。

宮尾登美子（1926-2014）には『寒椿』という小説があります。花街で生きる４人の少女の運命を、無邪気な幼いころの姿から描いていく作品です。貧しさゆえに、家族のために身を売って生きる少女たちと、日本の社会の実情をからめた内容です。そのなかで、少女たちのキャラクターをツバキにたとえていたりします。

●葉と食の伝統

ツバキの厚く光沢のある葉は椿餅を作るのに使われました。椿餅はもち米を乾燥させて臼でひいた粉を甘葛（あまづら）の汁で練り、団子のようにして、ツバキの葉で包んだものです。甘葛というのはツタの樹液を煮詰めて作られた天然甘味料です。日本では砂糖が普及する以前に重宝されていたといいます。

椿餅は平安時代に食べられた菓子です。当時の菓子は唐菓子という中国伝来の揚げ菓子がほとんどで、椿餅のような菓子は珍しいものでした。そのため、日本独自のものではないかという見解もあり、そうなると椿餅は和菓子の起源になるのかもしれません。

ただし、現代の菓子のように日常的に食べるものではなく、貴族たちが蹴鞠の会など大規模な催しをするときに、参加者に配られたものだといいます。『源氏物語』にも出てきます。

ちなみに、現在の椿餅は、餡が入った白い道明寺餅をツバキの葉ではさんだ形になっています。冬から早春にかけて、京菓子として茶席に出されるそうです。和菓子で有名な虎屋でも販売しています。

あとは椿茶というものもあります。私が以前に飲んだものは、茶葉とツバキの葉を９対１くらいで混ぜたツバキ混合発酵茶でした。ちょっぴり渋味があって、若干重みがあるけれどもまろやかな口あたりのお茶でした。おそらくツバキの葉だけなら苦いだろうと思います。効能としては糖代謝や脂質代謝にかかわり、血糖上昇抑制、体脂肪・中性脂肪低下作用があるようです。ダイエットなど美しい体づくりを助けてくれるということで、女性向けです。やはりツバキは女性の美をサポートする植物なのでしょう。

『寒椿』には、主人公のひとりがツバキの花を食べる場面があります。ツバキの花は天ぷらや、茹でて酢の物にするといいそうです。焼酎に漬けて花のお酒にしたりもします。

●葉に含有されているミネラル

ツバキ属植物の葉には大量のフッ素が含まれています。そうすると、ツバキ属のエッセンスには、フッ素のもつテーマが含まれている可能性があるのではないかと思い、考察してみました。

オランダのホメオパス、ジャン・ショートン（1951-）の著書『ホメオパシーとミネラル』からフッ素のテーマのポジティブ面に着目してみると、「魅惑、きらめき」「輝き」「華やかさ」「性的な魅力」「パートナーを引き付ける」などの特徴があります。フッ素は表面的なもの、物質的なものを重視しますので、ヤブツバキのエッセンスのもつ「体を愛する」というテーマとつながりがありそうな気がします。

体は物質ですから、じょじょに外見的な魅力は失われていきます。これは物質の宿命です。フッ素のタイプの人は、そのなかでも外見の美しさに価値をおくので、愛の喪失を繰り返すというパターンがあったりします。女性性やパートナーシップというテーマに取り組むときに、フッ素的なテーマがからんでくることはよくあると思います。

また、ホメオパシーにはティッシュソルトというレメディーがあります。簡単にいうとホメオパシー版栄養サポートレメディーです。全部で 12 種類ありまして、そのなかの一つがカルクフロア（Calc-f. ／フッ化カルシウム）で、カルシウムとフッ素が結合したものです。

カルクフロアは歯や骨の表面や、エナメル質に存在するミネラルのレメディーです。美しい肌や、肌の弾力をつくるサポートをしてくれます。その一方で、金銭的な心配や地に足がついていないというテーマもあります。これらのテーマは第１チャクラ的です。ヤブツバキも赤いお花で第１チャクラ的なところがあるので、そういう意味ではカルクフロアと関係がありそうです。

ショートンのマテリア・メディカでカルクフロアの項を見ると、カルシウムには「他人がどのように思うか」「批判に敏感」「内気な」「恐怖」という概念があります。フッ素の方は「魅惑、きらめき」「金、車、服」「セックス」「無情な、速い、急いだ」「表面的な付き合い」などです。この二つが結びついたカルクフロアには「魅力的ではないと他人が思うであろうという恐れ」があるといいます（ショートン『ホメオパシーとミネラル』p.224）。

このカルクフロアのテーマは、ヤブツバキのエッセンスとも関わりがあるのではないでしょうか。ですから、ホメオパシーでフッ素のレメディーを使うときには、ヤブツバキのエッセンスも選んでいただけたら、サポートとして役に立つのではないかと思います。

ちなみに、『カラー・ホメオパシー』でヤブツバキの花の赤色を探してみると、対応するレメディーで確実性が高いものに、カーボベジ（Carb-v. ／植物炭）、フルアック（Fl-ac. ／フッ酸）、ラックカナイナム（Lac-c. ／犬のお乳）、ラック・デフロラータム（Lac-d. ／牛のお乳）、ファイトラカ（Phyt. ／アメリカヤマゴボウ）、テア（Thea ／チャノキ）があります。興味深いのは、フッ素のレメディーであるフルアックがあること。それから、ヤブツバキと同じツバキ属であるチャノキのレメディー、テアがあることです。花の色とミネラル、植物の分類とレメディーやフラワーエッセンスが関係していることを示す、まさに好例ではないでしょうか。

さらに、ツバキ属植物の葉には、フッ素とともにアルミニウムも蓄えられています。アルミナ（Alum. ／アルミニウム）のレメディーは「乾燥」「皮膚」「混乱」「愛がわからない」というキーワードが関係しています。人間関係における混乱と疑いや、アイデンティティの混乱、グループにおける混乱というテーマがあり、自分が手に入れたいと願う人との関係における疑い、三角関係、自分が正しいパートナーを選んだのかどうかという葛藤にあうレメディーです。

ヤブツバキのエッセンスにも、パートナーシップというテーマがありますから、どうやらアルミナのレメディーとも関係がありそうです。

●葉とチャドクガ

ツバキやチャノキなどのツバキ科植物には、チャドクガの幼虫がつきます。春と夏に発生するのですが、体には毒針毛が生えています。そこからヒスタミンを出すため、刺されると激しくかぶれて、たいへんなことになります。そういうときのために、ホメオパシーではチャドク（Chadok.／チャドクガ）というレメディーが作られています。マテリア・メディカには「憎しみの想念」「蕁麻疹のような湿疹」（由井『ホメオパシーと災害対策』p.50）と書かれています。

このチャドクガとツバキ科のエッセンスについても、私はその関連性を考えてみました。ツバキ科のエッセンスをとってみると、バラ科のようなやさしい感じではありません。感情を浄化していくときに、抑圧していた激しい感情を表出させていく過程があったりします。そういう過程を踏んで、それぞれのテーマに取り組んでいく感じなのです。そういう激しい症状や感情のあらわれという点では共通しているかもしれません。

●種と油

あるとき、ヤブツバキという植物について、自由にイメージをするというワークをしたことがありました。そのとき最初に思い浮かんだ映像は、実家の近くにある神社のヤブツバキでした。そこは田舎の小さなお社なのですが、石段をのぼると鳥居の横に暗い緑色の茂みがあって、それがヤブツバキなのでした。

小学生のころ、私は友達とよくそこへ遊びに行きました。当時のことを思い出すと、ヤブツバキの赤い花よりも種子を拾って遊んだ記憶の方がより鮮明に浮かんできます。そのつるつるですべすべの種子が私は大好きで、ポケット一杯に詰めて持ち帰ったりもしました。

ツバキの種子の生命力はすばらしいです。1997年、平等院鳳凰堂の庭園の発掘調査で、ツバキの種子が見つかったそうです。およそ600年前、室町時代のものではないかということで、その種子を植えたところ発芽して、数年後に直径6cmの花が咲きました。この話に、ツバキの種子がもつ忍耐強さ、辛抱強さを感じました。

種子からはツバキ油を採ります。一般的なカメリアオイルはツバキ属のいくつかの種から採られますが、日本のツバキ油はヤブツバキから採られることが多いです。悪玉コレステロールを低下させるオレイン酸が豊富に含まれていて、酸化しにくい油です。戦時中は機械油として飛行機を飛ばすのにも使われたそうです。化粧油としてきれいな黒髪や肌に潤いをもたらす効果があります。

むかし、母の鏡台の上には化粧品と一緒にクラシックなデザインのツバキ油の瓶が置いてありました。どこか秘密めいて大人の持ちものというイメージでした。母のいないときには、鏡台の前にそっと座って、琥珀色のオイルが入ったガラス瓶を眺めたりしました。

やはりツバキという植物には、女性の美しさや、女性的な側面をより輝かせるというテーマがあるのかなと思います。

●ヤブツバキの古木

岩手県大船渡市には、推定樹齢1,400年というヤブツバキの古木があります。樹高は17m、根元の外周が8mもあるといいます。

この地域は、これまでに何度も津波に襲われています。そのなかで、このヤブツバキが1,000年以上ここに立っていたということは、少なくともこの手前で津波が止まり、ここには被害がなかったことを示しています。

ほかにも日本各地にヤブツバキの巨木があります。その姿を見ると、大きく横に広がっています。

木には杉のように縦に伸びていくものと、ヤブツバキのように横に広がるものがあります。スギの場合は男性的な雰囲気があって、天とつながる感じがします。ヤブツバキの場合は女性的な雰囲気で、地上の仲間とやさしくつながる感じがしませんでしょうか。

このように、樹形からもその植物の特徴がわかるのではないかと思います。

＊エッセンスの質＊

●女性性の癒し

ヤブツバキは「母性」「成熟した女性」「美しさ」というキーワードがあるエッセンスです。ファー・イースト・フラワーエッセンスのなかでは、女性性の癒しとかかわる代表的なものの一つになります。女性性がテーマのエッセンスはほかにも複数ありますが、主にバラ科やマメ科、アオイ科などがかかわっています。それらとともに、ぜひヤブツバキもおぼえておいてください。

以前、講座でヤブツバキのエッセンスを参加者にとってもらって印象をうかがったとき、「花魁のイメージが浮かぶ」といった人が何名かいました。このイメージは、デュマ・フィスの『椿姫』や、宮尾登美子の『寒椿』が、娼婦の世界や花街を舞台として描かれていることにもつながります。

そのとき、ヤブツバキのエッセンスは、日本女性の集合意識にあるセクシャリティの傷をいやす可能性があるのではないかと思いました。日本各地に伝わるツバキの伝説などでは、男性と女性が結ばれなかった悲しみや、恋愛の傷といった話が残っていたりします。

私たちの心の深いところには、女性性の傷が隠れているのかもしれません。

●第1チャクラとの関係

ヤブツバキのエッセンスをとると、第 1 チャクラが活性化して、大地とつながるエネルギーを感じたという人がいます。ファー・イースト・フラワーエッセンスの場合、花の色とチャクラの関係性はエッセンスの質を探るときの大きなヒントになります。ヤブツバキは花が赤色なので、第 1 チャクラとかかわりがあるといえます。厳密にはややピンク色がかっている赤色なので、白色の要素が少し混在している感じかもしれません。

ほかにも第 2 チャクラと第 4 チャクラに作用したという報告がいくつもあります。このように、チャクラとの対応は第 1、第 2、第 4 がメインになります。

親和性がある部位としては、仙骨、子宮、胸、背中などがあげられます。中心に軸が通っている感覚や、グラウンディングにも関係があります。症状では、にきびにいいというケースもありました。

＊エッセンス体験＊

●女性らしさを開花

ヤブツバキのエッセンスを使うと、とても女性らしくなるという人がいます。一言で女性らしさといってもいろいろな女性像があるわけですけれども、どこかキリッと芯の通った女性という感じになる人が多いです。また、生理不順の改善など、女性生殖器のトラブルにいいという報告がいくつも寄せられています。

私のクライアントのケースでは、にきびができてメイクができないときに、ホルモンバランスを整えるホメオパシーのレメディーをとりながら、ヤブツバキのエッセンスを使っていただいたところ、皮膚の状態が気にならないほどになりました。さらに、その人は自分の肌、特に顔に対してポジティブな気持ちになり、肌をきれいにしたいということで、引き続き腸の改善や血液の浄化に取り組むようになりました。

ヤブツバキのエッセンスを使うと、激しい感情の発露があるケースもありますけれども、私の場合は、内側ではじけるような感覚があり、そのあとにとてもすっきりしたという体験がありました。

はじめて私がヤブツバキのエッセンスをとったとき、ちょっとした好転反応がありました。女性の否定的な面が目につくようになったというのが、最初の印象でした。それがひと段落したあとに、男性への信頼感を失っているという気づきがあり、そこからパートナーシップに関するテーマへと移行していきました。

●強くてやさしい女性像

このエッセンスをとっている間、私はふだんあまり手にとることのない女性誌を読みました。誌面を飾る女性たちは、同じような髪型で、似たようなメイクをして、流行の服を着ています。彼女たちは私の思い描く女性像とは、ちょっと違うということが浮き彫りになりました。それから私は、マスコミなどの外部で掲げられる女性像ではなくて、「自分のなかの美しい女性像とは何なのだろうか」

「自分のなかの女神とはどういうイメージなのだろうか」というところを突き詰めていったのです。

そのなかで、私は青森県出身の板画家、棟方志功（1903-1975）が描く女性像を見たくなりました。土のにおいのする生命力に満ち溢れる女性像。肉体にしっかりと血が通い、地に足のついた女性像でありながらも美しく神々しい。生きた女性の本物の美しさ。そういうものを見たいという気持ちが湧き上がってきたのです。

ヤブツバキの花を見ると、ちょっと肉感的で、地に足がついた女性という雰囲気があります。その雰囲気を「肝っ玉母さん」と表現した人もいます。肉体をもつ女性の美しさを感じさせる花。それがヤブツバキの魅力の一つではないかと思います。

ヤブツバキには包容力があります。植物観察をしていると、あまり花が咲いていない冬の寒い時期に、鳥たちがヤブツバキを訪れて、枝にとまり、花に寄り添っていたりします。ヤブツバキの花はつくりがとてもしっかりしていて、花弁を見ると鳥の鉤爪の跡がついていることもありますが、それでも花は落ちずに残っています。鳥の重みに負けないのです。その上で、パートナーである鳥たちに、自らの甘い蜜を提供しているわけです。

そういうところに、ヤブツバキの強くてやさしい女性像、母性や包容力というものが、垣間見えると思います。

●自分の体を愛おしむ

ヤブツバキのエッセンスをとっていたあるとき、ソファーに腰かけるとワンピースのすそがめくれて膝が見えました。そのとき、自分の膝が愛おしく、少し切なくなって、やさしくなでたくなりました。

「私の体。大切な体。たとえほかの誰かに愛されなくても、私はこの体を愛している。」

そんな気持ちが浮かんできました。

ホメオパシーの健康相談会に通っていると、いつかそういう段階が訪れるように思います。自分の体を大事にしよう。大切にケアをしていこう。そういう気持ちが起きた瞬間、ホメオパシーのレメディーは本領を発揮します。この気持ちは、生命力を上げていく過程で、とても大切なキーになるのではないでしょうか。

その点、動物たちは自然です。私はメスのセキセイインコを飼っているのですけれども、よくカゴのなかで羽をつくろっています。その様子を見ていると、これこそ自分の体に対する自然な愛なのだと感じます。いかにも自分の体を愛おし気にメンテナンスしているインコの姿を見て、私は思わず涙ぐんでしまいました。

そういうふうに、自分の体を愛していくことを助けてくれるのが、ヤブツバキのエッセンスではないかと思います。

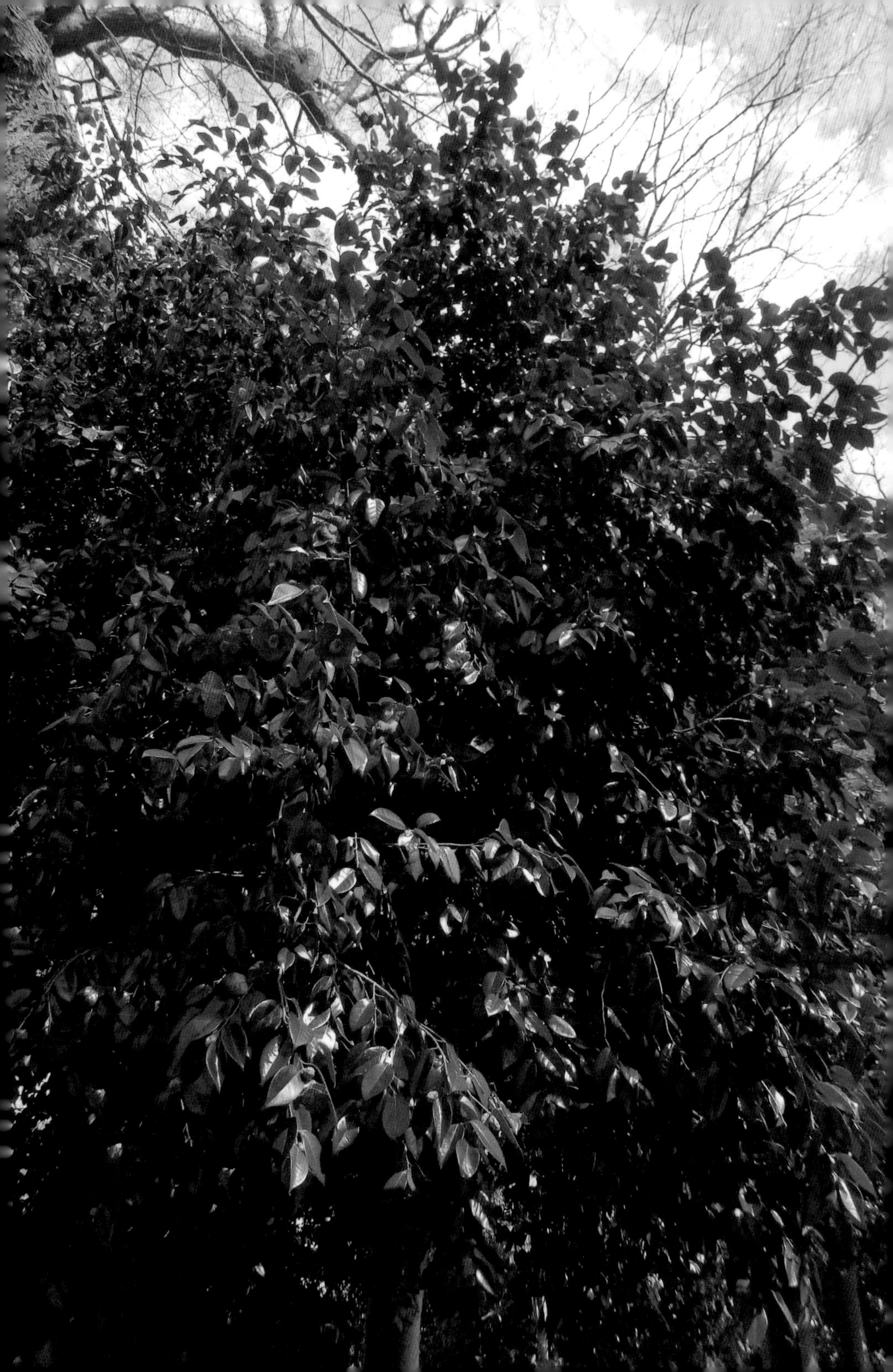

オニグルミ

Juglans mandshurica var. *sachalinensis*

その他のエッセンス

キーワード

保護・内なるスペース
・行動力

調和した状態

保護された感覚や安心感。境界線の強化。内なるスペースの確保。外部の影響に動じず、自分の理想や目標に邁進できる。

不調和な状態

他人の意見や環境の変化に左右される。自分の意志や信念を貫けない。自分の理想や目標からそれた生き方をする。

分　類	クルミ科クルミ属
学　名	*Juglans mandshurica* Maxim. var. *sachalinensis* (Komatsu) Kitam.
和　名	オニグルミ（鬼胡桃）
花　期	4～5月

テーマ

頑固（自分の意志や信念を貫けない）
消極的（自分の信念を貫くことをためらう）
束縛（他人の意見や環境の影響に縛られる）
転機（環境が変わっても自分の信念を貫く）
保護（自分の意志や信念を強固に保護）

肉体・エネルギー面

首、肩、背中の血流改善。
胃の痛みが軽減。
よく眠れる。
エネルギーの滞り。
クルミを食べたい、食べた。

感情・精神面

安心感、安定感。
明るく前向きになる。
迷わず行動できる。
将来のビジョンが明確に。
嫌な人に関わるのが面倒。
仕分、整理（人、物、思考）。
インナースペースを確保。
保護。

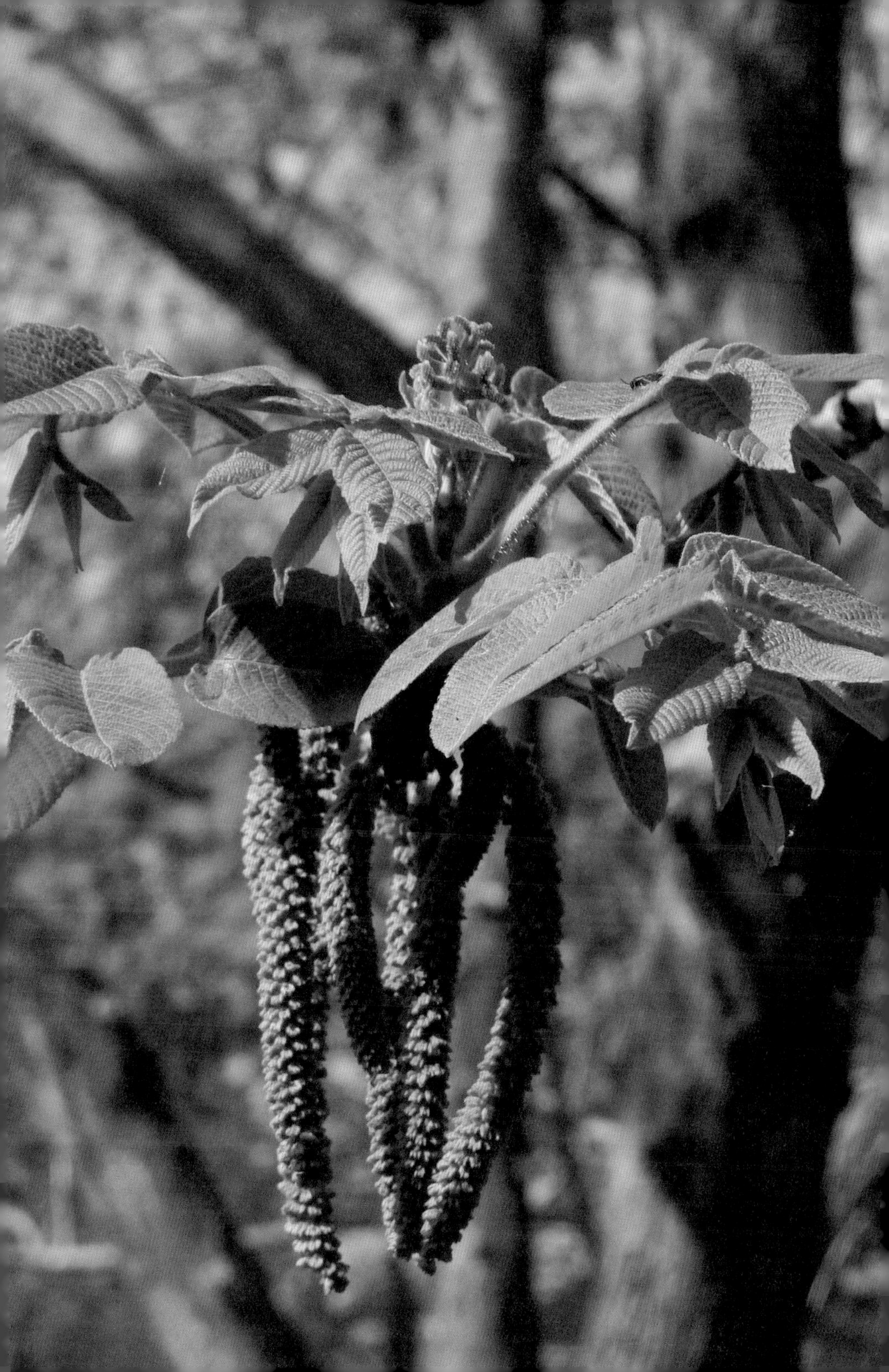

＊植物の特徴＊

●脳のような形をしたクルミ

オニグルミはクルミ科クルミ属の落葉高木です。花期は春で、緑色の雄花と赤色の雌花が一本の木に咲きます。果実は秋に熟し、種子を食用にします。

クルミは頭と関係しています。見た目にも脳のような形をしていて、とても硬い殻で保護されていますが、実際にクルミはアルツハイマー病患者の脳細胞を保護するはたらきがあります。また、「知性」「知恵」という花言葉もあります。これらの点から、オニグルミのエッセンスも、頭や脳と関係していることがうかがえます。

＊エッセンスの質＊

●脳との関係

オニグルミは頭で考えることや意志を守るエッセンスです。

オニグルミのエッセンスは、右脳と左脳のバランスをとります。右脳優勢の人には左脳を、左脳優勢の人には右脳を活性化するのです。

たくさん知識を詰め込んだときの情報整理にも役立ちます。仕事柄、知の欲求に追い立てられる人がいます。学者タイプの人やマニアックな専門家の人は、長年にわたり知識を蓄積し続けています。そういう人がオニグルミのエッセンスを使うと、頭のなかがすっきりします。それはまるで頭蓋骨のなかを洗われるような感じです。

●内なる男女の統合

『ファー・イースト・フラワーエッセンスガイドブック』の写真を見ると、エッセンスには雌花がメインに使われていて、そこに１本だけ雄花序も入っています。

実際にエッセンスを使ってみますと、男性性と女性性のそれぞれの特質が、どちらもバランスよく含まれているように感じます。内なる男女の力を統合させて、人生の冒険に乗り出すというイメージです。

オニグルミは雌花が赤色、雄花が緑色ということで、第 1 チャクラと第 4 チャクラに関係があります。

第 1 チャクラには、しっかりとグラウンディングし、たくしまく現実を生きていくというテーマがあります。第 4 チャクラのテーマは、やさしく大きな愛ですべてを受容し、ハートを開いて包み込んでいくこと。よく男性は第 1 チャクラがしっかりしていて、女性は第 4 チャクラが優勢といわれていますけれども、オニグルミの花の色は雌花が第 1 チャクラ、雄花が第 4 チャクラに対応していて反対なのです。つまり、オニグルミのエッセンスは、男女が互いの異なる性質を理解しながら、反対の極にある性質を自らの内側で発展させることをサポートするというわけです。

＊エッセンス体験＊

●脳サポート

私の体験では、頭のなかを考えごとが巡り続けて、それにとらわれているときに、オニグルミのエッセンスを使うことでリラックスし、解放感が得られました。そのときに深く息を吐くことがよくありました。おそらく頭を使い過ぎることでため込んだ不純物や疲労感を、息によって吐き出していたのでしょう。このように、オニグルミのエッセンスを使うことで、脳を休めた上で不要なものを排除していくことができます。

頭脳労働によるストレスも減らしてくれます。この使い方はひじょうに効果があります。私がよくクライアントに勧めるのは、試験のサポートです。試験前というのは不安で、いろいろな知識を詰め込もうと焦ります。そういうときに、オニグルミのエッセンスは気持ちを落ち着かせてくれます。

オニグルミのエッセンスをとったとき、私には大きな箱が規則正しく積み上げられた広い倉庫が見えました。その倉庫はきれいに掃き清められていて、床はまるで鏡のように磨かれていました。そのなかを、洗練されたフォルムのフォークリフトが何台も動いていて、箱を整理している映像が浮かんだのです。そして、まるで自分の頭のなかがそうなっていく感覚が浮かんできました。

このエッセンスを使っていると、次第に頭のなかの倉庫が整頓されていきます。イメージとしては、蓄積している情報という荷物を、乱暴に投げ捨てるのではなくて、扱いやすいようにそのまわりを徹底的に清掃していくような感じです。情報と情報の間をきれいな水を流して清めることで、情報を結ぶ回路をきれいにして、また結び直すようなサポートをしてくれます。

オニグルミのエッセンスには「無知を許す」というテーマもあります。
私は講座をするときに、どんな人が参加してもいいように準備しなければいけないと思うことがあります。そのため、時間を無駄にしていてはいけないとばかりに、暇さえあれば専門書を手に取って、勉強しなければと思うのです。
そういうときにオニグルミのエッセンスをとると、ほっとします。「別にそれほど調べ物をしなくてもかまわない」「知らないことは知らないままでもいい」「やっきになって情報を詰め込まなくても大丈夫」「そのままでもいい」という気持ちになるのです。

さらにエッセンスを使い続けていくと、自然体でくつろいだ感覚になってきます。頭を休めるというよりは、自然とゆるんでいるような状態です。感覚がマインドからハートに移っていくのです。
このはたらきは、オーストラリアンブッシュフラワーエッセンスのハイパーシアというエッセンスに少し似ています。ハイパーシアは黄色い花で、知識と関係していて、知性が優勢になっているときに、ハートに立ち位置を戻してくれるエッセンスです。
また、ホメオパシーでは、ライコポディウム（Lyc.／ヒカゲノカズラ）のレメディーと比較することができます。ライコポディウムのタイプの人は、知的に優れようとする傾向があります。男性的な知性に偏り気味の人に対して、あたたかなハートの世界の扉を開けてくれます。頭で判断することとハートで感じることをつないでくれるレメディーです。それにより、マインドだけでなく、ハートだけでもない、その両方に基づいたバランスのよい感覚、判断、行動が可能になるわけです。
こういう人はオニグルミのエッセンスを使うといいでしょう。オニグルミのテーマのひとつである男性性と女性性の統合というのは、右脳と左脳のバランスであり、マインドとハートのバランスでもあるのです。

オニグルミのエッセンスは、単に知的な欲求を満たすための知るだけの学問から、生きた愛の学問へと移行していくことをサポートします。学んだことすべて、とりわけ哲学的な思考を、日常をいきいきとした豊かな生活にしていくための知識に変えていきます。詰め込んだ情報を応用する力が身について、生きるために活用していけるようになります。さらには、そこにより大いなる愛というハートチャクラのテーマがかかわってきます。自分の知識や知性を、世の中に役立てていくステージへとゆっくり進んでいけるのです。

●腸サポート

オニグルミのエッセンスには、腸サポートとして使えるという特徴があります。

実はこのエッセンス、頭に作用する前に、腸にはたらいて、まずは腸を整えてくれます。これは私の体験だけではなくて、実際のケースでもそういう話があります。腹がすわるというか、下腹部のあたりがどっしりとして安定した感覚になるのです。

気力を欠いているときや、試験前などにもうひと踏ん張りしたいときに、このオニグルミのエッセンスをとるといいのですが、そこにヒサカキやクズのような気力や体力のアップに効果的なエッセンスを加えると、なおいいです。

ヒサカキは下位チャクラを強化するエッセンスで、下半身に力が入り、長時間にわたって作業をする場合に、疲れを感じにくくなるはたらきがあります。クズはバイタリティーを高めてくれるエッセンスです。

●睡眠サポート

オニグルミは睡眠サポートとしても使えるエッセンスです。睡眠といえば、ファー・イーストにはネムノキのエッセンスがありますけれども、私はオニグルミも使います。睡眠障害にはネムノキ、オニグルミ、ビワ、ウメのコンビネーションをお勧めしています。

オニグルミとネムノキの使い分けですけれども、ネムノキは女性性とかかわるエッセンスなので、更年期の睡眠障害に合う可能性が高いです。オニグルミは思春期の人によく合います。このように、年代に応じて使い分けていただくといいでしょう。

オニグルミのエッセンスを使うと、強い眠気を感じる人や、頻繁に短い睡眠をとりたくなる人がいます。これは一種の好転反応です。こういうときは、いったん脳を休ませることが必要なのだと思います。そのまま少し眠ると、頭がとてもすっきりします。脳が静まっていって、安定し、落ち着く感じがするのです。睡眠を多くとることで、結果的に脳のパフォーマンスも向上します。眠れば眠るほど、頭が澄み渡る感じがします。ポジティブになり、やる気が増していきます。実際のケースでも、眠りが改善して思考が明瞭になり、人生のビジョンが明確になったという報告があります。

●プロテクション

オニグルミには、プロテクションという大きなテーマがあります。最終的には意識を高めてどんな局面でもハートをオープンにし続けることが最大のプロテクションになる、ということを教えてくれるエッセンスではないかと思います。

脳のような形をしたオニグルミの硬い実を割ると、その殻の内側にハート型があらわれます。そこにもオニグルミの教えがあって、ハートチャクラとの関連性が感じられます。

発達障害の人のケースで、私はよくオニグルミやヒイラギのエッセンスを使います。「自分は守られていない」「安心できない」「世界に対して信頼をおけない」という場合に、プロテクションというテーマをもつオニグルミのエッセンスは、とてもやさしくサポートしてくれます。発達障害の人には、何かに固執したり、強い思い込みがあったりする場合もあります。そういうときに、マインドとハートのバランスをとってくれるというはたらきもあります。

また、オニグルミは本人の助けになるだけでなく、サポートをするまわりの人の助けにもなるエッセンスなので、一緒にとることをお勧めします。

ちなみに、ヒイラギはエネルギーのバランスをとるのに役立ちます。発達障害の人はエネルギー量がとても大きくて、パワフルな人が多いです。ところが、この地球でやりたいことがあって生まれてきたのにもかかわらず、それがなかなかできない。人間関係の不調和や、環境になじめないことがストレスになって苦しんでいる。あるいは、やりたいことに過集中して倒れくらいまでにのめり込む。このように、ある意味で自分のなかにあるパワーをもてあましている人が多いのです。そういう場合に、ヒイラギのエッセンスをとることで、バランスがもたらされます。やるべきことはやるけど、やるべきでないことはやらない、ということができるようになります。

●人生のミラクルを受け入れる

オニグルミのエッセンスが作られたとき、一つのミラクルが起きたという話を、作り手の方から聞いたことがあります。

その日は朝から晴天でした。ところが、花を摘んでいると急に雲が出てきて、日が陰ってしまったのです。エドワード・バッチ式のクラシックな太陽法による製法では、雲一つない晴天でないとエッセンスは作れません。すでに花を摘みはじめているなかで、いったいどうすべきか。作り手は考えました。

そのとき、なぜかその人のなかで、朝９時には晴れるという強い確信が生まれました。そして、作業はそのまま続けられました。

花を摘み終えて、川岸から大きな石を拾い、祭壇のようにオニグルミの木の下に据えました。そこにオニグルミの花を浮かべたボウルを置いたところ、その瞬間に日が差してきて、ボウルのなかに虹の輪が描かれたのだそうです。

こうして作られたエッセンスをとっていると、ミラクルというキーワードが浮かび上がってきます。これは人生のミラクルを受け入れるエッセンスなのです。

頭のなかでぐるぐると巡る思い込みのブロックが外れるにつれて、日々の生活のなかで小さなミラクルを見つけられるようになります。そこから、人生の流れを信頼してゆだねられるようになっていきます。自然界にしっかりと抱かれて守られている感覚のなかで、魂の導きに従って、人生という冒険へと飛び出していく。そのなかでやがて起きる、大きなミラクルを受け入れていく。オニグルミは、そういう人生の過程をサポートしてくれるエッセンスです。

フヨウ

Hibiscus mutabilis

その他のエッセンス

キーワード

情熱・信頼・恋愛

調和した状態

傷つくことを恐れずにハートを開き続ける。女性的な美しさや優しさ。あたたかさを表現する。恋愛のサポート。

不調和な状態

繊細なハートの持ち主で傷つきやすい。異性に対する恐怖心や抵抗感。性的な虐待によるトラウマ。

分　類：アオイ科フヨウ属
学　名：*Hibiscus mutabilis* L.
和　名：フヨウ（芙蓉）
花　期：8～10月

テーマ

愛（傷つくことを恐れずにハートを開く）
悲しみ（自己の女性性を否定された悲しみ）
女性性（女性的な美しさや優しさ）
トラウマ（女性性を否定されて傷つく。性的虐待）

肉体・エネルギー面

眼。
鼻、嗅覚、香りがする。
口、甘味。
胸、あたたかさ。
体の**あたたかさ**、包容感。
眠気。

感情・精神面

不安感、落ち着く、あるいは落ち着かない。
リラックス。
不機嫌。
ハートに悲しみが湧く。
やさしい気持ち。
「寄ってこないで」という気持ちが減る。

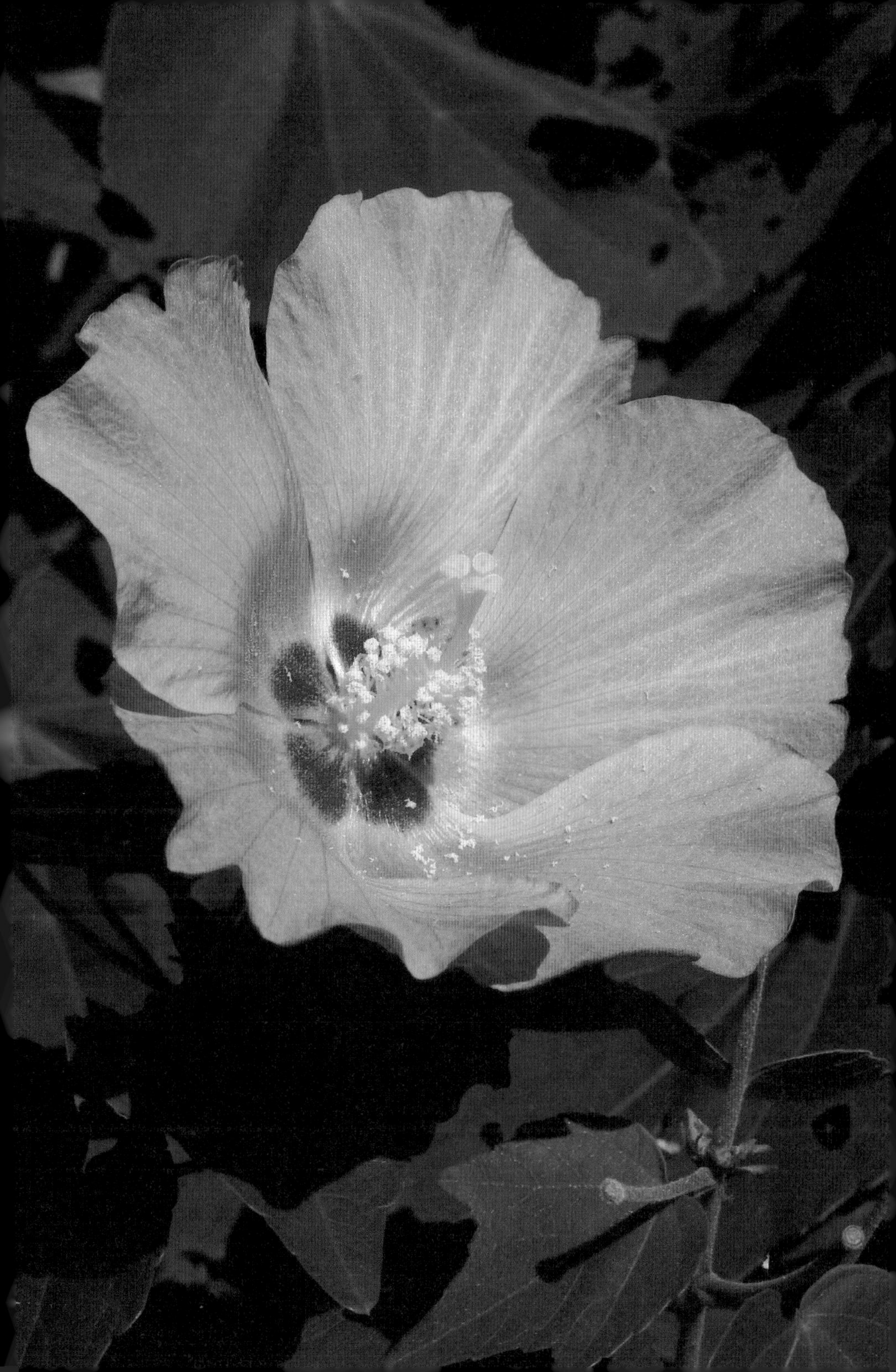

＊植物の特徴＊

●ハイビスカスの仲間

フヨウはアオイ科アオイ属の落葉低木です。日本では平安時代から栽培されているといいますが、近縁種のムクゲと違って変異が起きにくく、園芸品種は比較的少ないといいます。その貴重な園芸品種の一つが、よく見かけるスイフヨウです。

アオイ科の植物には、タチアオイやゼニアオイ、ムクゲなどがあります。オクラやワタもアオイ科です。花を見るとどれもよく似た形をしています。とても女性的な印象がある花です。

フヨウ属の植物は、熱帯から一部の温帯にかけて約 250 種あります。フヨウ属は学名の通りハイビスカスの仲間です。

ハイビスカスは熱帯の南国を代表する花です。ハワイではマオ・ハウ・ヘレという黄色いハイビスカスの一種が州花になっています。赤色の花のハイビスカスには「新しい恋」という花言葉がありますが、とても情熱的で大胆なイメージがあると思います。ハイビスカスにはエッセンスもありますが、パワフルでエネルギーに満ちた、解放的な質をもっています。

その点、フヨウはだいぶ印象が異なります。フヨウの花はピンク色で、そのエッセンスにはデリケートな日本人女性のハートを細やかな波動で癒すという特性があります。この二つのエッセンスを組み合わせて「ハイビスカスコンビ」にして使うと、いいサポートになるでしょう。

●『芙蓉の人』

新田次郎（1912-1980）の作品で『芙蓉の人』という小説があります。時代は明治、富士山頂に気象観測所を設置しようとした人がいました。正確な気象予報をするためには、山の上で観測をしなければいけません。そのため、冬の寒い時期に富士山に登り、厳しい環境に耐えながら気象観測をした民間人がいたのです。この小説は、その人物をサポートし続けたパートナーの女性の物語です。

題名に「芙蓉」とあるので、私も読んでみました。主人公の女性は、当時としては珍しく、まわりの反対を押し切ってパートナーと一緒に冬山をのぼり、世の中の役に立つ仕事していこうとする、意志の強い自立した人でした。途中、パートナーと離れていた悲しい時期などもあります。山頂で二人して半ば死にそうになる経験もしています。そういう場面でも、つねに女性としてあり続けようとしている姿が描かれています。

このような主人公の姿に、私はフヨウのエッセンスのテーマを感じました。

＊エッセンスの質＊

●アオイ科のホメオパシー的テーマ

インドのホメオパスであるサンカランは、『サンカランズ・スキーマ』のなかで、アオイ科のホメオパシーのレメディーについて解説しています。

サンカランによると、感覚では「執着しそして離れる」「一緒になり、そして分離する」。受動的な反応は「疎遠な」「無関心な」「自分の夫を嫌悪」。能動的反応は「交流する」「愛情深い」「恋に落ちる夢」「仲間を欲求する」。このような特徴があり、「自立した」「自信」というテーマが、アオイ科全体のレメディー像だといいます（サンカラン『サンカランズ・スキーマ』p.20）

『芙蓉の人』には、これらのテーマが含まれています。それはまた、フヨウのエッセンスとも関係しているように思うのです。

＊エッセンス体験＊

●自分への愛を高める

フヨウのエッセンスをとると、ハートチャクラにフワッとおりていく感覚がします。胸にあたたかさを感じる人が多くて、やさしい雰囲気になります。五感の感度が高まるという意見も多くあり、香りに敏感になったり、甘さを感じたりする人がいます。リラックスして、眠気を感じる人もいるようです。

私がはじめてとったときも、やはり甘いという感じがしました。「まるで極上のスイーツを口にしたかのような」という印象を、そのときレポートに書いています。幸福で体が溶けていくような感覚や、幸せの吐息がもれて唇がやわらかくほどけていく感覚。まるで恋愛をしているような雰囲気。そういう、えもいわれぬ幸福感を、高揚感とともに味わいました。

その結果、私は大好きなチョコレートを食べる量が減りました。チョコレートは、味だけではない甘い感覚が得られる食べ物で、それまで毎日のように食べていたのですけれども、フヨウのエッセンスをとったあと、その欲求がピタッと止まって、チョコレートがいらなくなりました。甘いものに依存する人に、私はよく自己愛のエッセンスを勧めたりするのですが、フヨウもそういうエッセンスの一つです。自分自身への愛を高めていきます。

フヨウはハートチャクラのテーマにおいてキーになるエッセンスだと思います。とても大好きなエッセンスです。

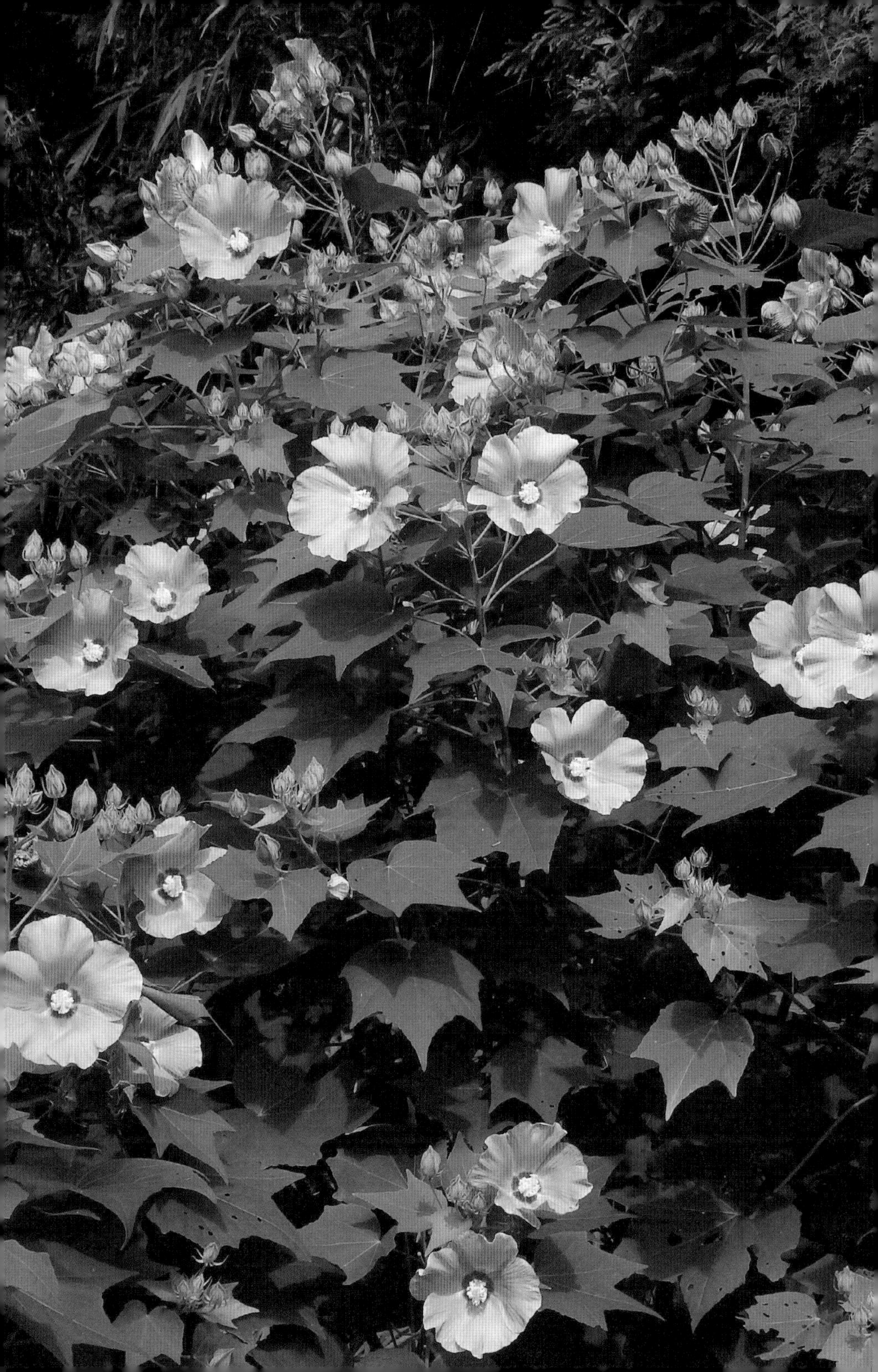

ヒガンバナ

Lycoris radiata

その他のエッセンス

キーワード

否定的な感情・抑圧・怒り

調和した状態

　過去にさかのぼる問題の解決。抑圧したネガティブな感情の解放。執着から離れた境地。良心に従う。死と再生。

不調和な状態

　古い感情の抑圧、特に怒り、恐れ。否定的な感情が渦巻く。強い執着、物質欲。理由のない胸騒ぎ。先祖やカルマの問題。

分　類	ヒガンバナ科ヒガンバナ属
学　名	*Lycoris radiata* (L'Hér.) Herb.
和　名	ヒガンバナ（彼岸花）
花　期	9～10月

テーマ

怒り（激しい怒りを抑圧している）
インナーチャイルド（過去の不当な仕打ちを今も許せずにいる）
頑固（過去の問題を決して振り返ろうとしない）
恐怖（潜在意識に抑圧した恐怖）
嫉妬（強い物質欲や執着から生じる嫉妬）
情熱（燃えるように激しい攻撃的な感情）

肉体・エネルギー面

頭、頭重感、頭痛、覚醒。
呼吸器系、肺。咳、痰。喉の違和感。
心臓、動悸。
胃腸、腹痛、空腹感。
子宮、月経の問題、更年期障害。
第2チャクラ、第4チャクラ、第5チャクラ。

感情・精神面

悲しみ、涙があふれる。
心がざわつく。
目を閉じると今日見た映像が次々とよみがえる。
物質的な欲望などの煩悩を焼き尽くす。
抑圧したネガティブな感情の解放。
先祖のネガティブな影響を一掃。
内省。良心に従う。
生活習慣の改善。自然のリズムに従う。

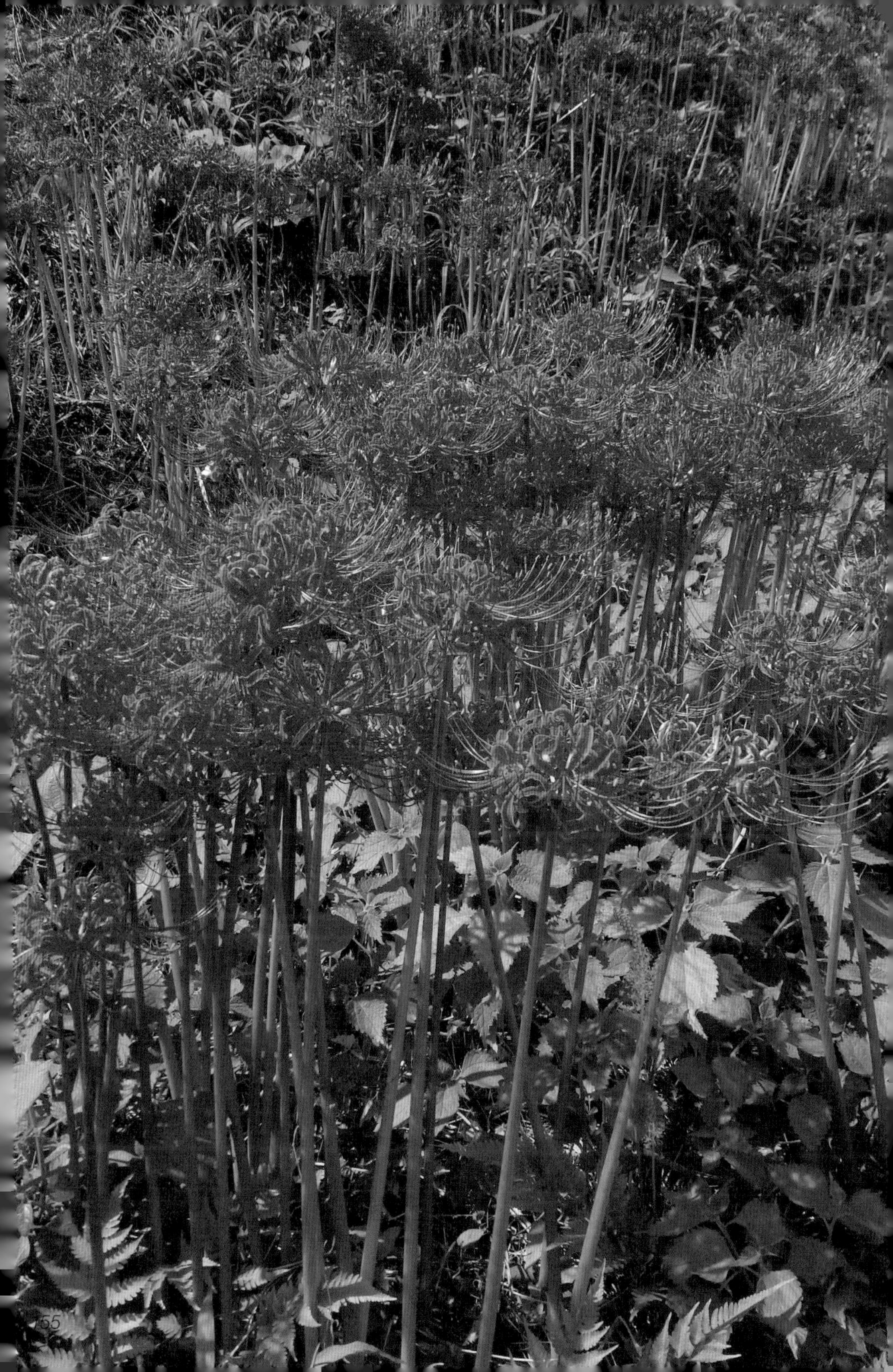

＊植物の特徴＊

●妖しくも美しい花

ヒガンバナはヒガンバナ科ヒガンバナ属の多年草です。中国から伝わって日本全土に分布しています。いつ渡ってきたかについては諸説あります。有史以前に海流にのって流れ着いたという説や、飛鳥時代に仏教が伝来した時に伝えられたという説がありますけれども、有力なのは縄文時代末期から弥生時代にかけて、稲作とともに伝わったという説です。

ヒガンバナは稲穂が色づきはじめるころ、いっせいに花を咲かせます。どこか妖しげな雰囲気もあり、人の心に強い印象を与える花ではないでしょうか。現代では生け花にヒガンバナを用いる人もいるそうで、その写真を見るとやはりとても印象的でした。

埼玉県日高市には巾着田というヒガンバナの名所があります。蛇行する川にそってヒガンバナが生えているのですが、川が氾濫したときに上流から土砂とともに球根が流れついたものと考えられています。そこには 500 万本のヒガンバナが群生していて、その光景はとても美しくて幻想的です。花のシーズンにはヒガンバナのヘッドマークをあしらった臨時列車が運行されて、大勢の観光客が訪れます。

ちなみに、日本のヒガンバナは開花しても結実しないといわれています。ヒガンバナの花にはアゲハチョウが集まってきて、どうも仲良しみたいなのですが、彼らに送粉を頼む必要はないようです。

●さまざまな名前

ヒガンバナという和名は、ちょうど秋の彼岸のころに花が咲くことに由来します。この植物には、それ以外にも数多くの別名があります。その数は日本各地で 1,000 を超えるといいます。「かぶれ花」「歯っ欠け婆さん」「厄病花」「火傷花」など、なかなか面白い名前もたくさんあります。

有名な名前に「曼殊沙華」があります。サンスクリット語で天界に咲く花という意味だそうです。「天蓋花」という名前もあります。これは花を仏具の天蓋に見立てたことに由来するといいます。

英語では magic lily や spider lily などと呼ばれています。中国では「蟑螂花」（ゴキブリ花）や「毒蒜」（毒ニンニク）というすごい名前や、きれいなものでは「银锁匙」（銀のカギ）という名前があるそうです。韓国では「想思華」といいます。この「想い、思う」という名前は、花のある時期には葉がなく、葉のある時期には花がないというヒガンバナの特徴から、花は葉を想い、葉は花を思うという意味でつけられたものです。

花言葉は「情熱」「再会」「あきらめ」「転生」など。「悲しい思い出」「決して忘れません」というものもあります。秋の彼岸頃に花が咲くので、亡くなった人を思い出すようなイメージが花言葉になっているわけです。

●リコリンを含む有毒植物

ヒガンバナといえばやはり毒。全草にリコリンなどのアルカロイドを含む有毒植物で、特に鱗茎に多く含まれています。1 個の鱗茎にリコリンが 15mg くらい含まれているといわれていますが、これはネズミ 1,500 匹の致死量に相当します。人間がその鱗茎を経口摂取すると、吐き気や下痢、ひどい場合には中枢神経が麻痺して死に至ることもあります。なかなかの毒草です。

日本では、ヒガンバナは水田の畔や墓地で多く見られますけれども、これらは人為的に植えられたものが多いです。その目的はネズミやモグラ対策だといわれています。田が動物に荒らされないように、また墓地に埋葬された死体が掘り起こされないように、鱗茎に毒をもつヒガンバナを植えて防いでいるというのです。

ただ、これにはいろいろな説がありまして、モグラは肉食のためにヒガンバナとは無縁という見解があります。一方で、あるテレビ番組の実験では、ヒガンバナの鱗茎は本当にネズミ除けになるという結果が出ました。また、モグラの餌であるミミズがヒガンバナを嫌ってこの草の近くにいないため、モグラも来ないという説もあります。

ヒガンバナの毒成分のリコリンは水溶性のため、長い時間、水にさらすと無毒化できます。そのため、戦時中にヒガンバナの鱗茎は救荒食にされてきました。これもテレビ番組で実験がおこなわれ、専門家の指導のもとで当時のレシピを用いた結果、食べられたということです。その味は、ジャガイモのデンプンよりも小麦粉の割合を少し増したような食感で、青くささがあるといいます。
ヒガンバナの鱗茎には利尿、去痰作用があり、かつては薬用にしていたようですが、現在では有毒なので一般には用いられません。ただ、含有成分のひとつであるガランタミンが、アルツハイマー病の治療薬に利用されています。

＊エッセンスの質＊

●親和性のある部位

ヒガンバナのエッセンスは、親和性のある体の部位として頭と心臓、呼吸器系、女性生殖器系があります。
呼吸器系に関しては、咳の問題に効果があるという人がかなりいる一方、咳が止まらないという人もいます。いずれにしても、ヒガンバナ的な精神状態にあり、なおかつ呼吸器系にトラブルがある場合に、はまると咳のサポートに使えるようです。実際に私が使ったときも、肺を強くする感じがしました。大地の気を吸い込んで深く地球とつながる感覚や、手のひらや足の裏から地球のエネルギーをとりこむような感覚がありました。
心臓については動悸に、女性生殖器系は月経の問題や更年期障害に使われます。更年期の生理不順によかったというケースもあります。女性性のサポートにもいいということです。
チャクラとの対応については、特に第１、第２、第４、第５チャクラと関係しています。

＊エッセンス体験＊

●欲望を滅尽する

私がはじめてヒガンバナのエッセンスを使ったとき、物質的な欲望を焼き尽くすという印象がありました。これは花を見るとわかると思います。火花が飛び散ったような形で、赤い炎のような色をしています。この炎のようなイメージが浮かび上がってきたのです。

たとえば、日常のなかで不要だけれども、ため込んでいるものがあります。あるいは女性であれば、ちょっとぜいたくをしてアクセサリーなどを購入したくなる気持ちもあるでしょう。食欲などもあると思います。そういう何かを欲しがるような物質的欲望から距離をおいて、自分の感情の奥をのぞき込み、内省をする方向に意識を移行させていくのが、ヒガンバナのエッセンスです。

耳をすまして自分のなかの真実の声を聞く。
その声を受け入れて、自分にとって正しい暮らしをする。
ベストな生活のリズムを取り戻す。快楽や欲望に流されない。
やるべきこととやらなくていいことが明確になる。

そういうサポートが、ヒガンバナのフラワーエッセンスにはありました。

頭ではやるべきことがあるとわかっていても、特に予定のない日には意欲が出ないことがあります。それで、何となく雑誌を読んだり、テレビを見たり、ゲームをしたり、遊びごとに流される日もあります。そういうことに流され過ぎているときに、ヒガンバナのエッセンスをとりはじめると、自分の生活を大事にしようという気持ちになりました。

ただテレビを見なくなるというのではなく、見るならぞんぶんに楽しんで見るべきだというポジティブな考え方になれたのです。

自分の選択と時間の使い方に誇りをもって愛するべきだという思いが浮かんできて、ハートにあたたかいものが満ちていきました。

あとは、食欲を自然なかたちで抑えられたことや、質素な暮らしのなかでの喜びを感じたこともありました。物欲に負けなくなるということで、インターネットの通販サイトで頻繁に買い物をするような、買い物依存の人のサポートにもいいエッセンスです。

●生存本能と先祖の問題

ヒガンバナのエッセンスをとりはじめたときに、私もいろいろなものを手放すというテーマや、お金を失うというテーマに取り組みました。

あるとき、私は実際にお金を失う体験をして、心臓を破られたような強いショックに襲われました。その場に一緒にいた家族は「高い買い物だったね」と笑っていたのですが、私はすっかり動揺してしまい、なぜかそれがなかなか消えませんでした。

すると、以前にあったある出来事を思い出したのです。それは、銀行で娘の高校の入学金を振り込む手続きをしていたときのことでした。私の財布にはまとまった金額のお金が入っていました。その財布をつい椅子の上に置いたまま離れたところ、それがわずかな時間のうちになくなっていたのです。その財布は戻ってきませんでした。そのときのトラウマが浮かび上がってきたのです。

私は自分にお金を失うというテーマがあることに気がつきました。でも、ヒガンバナのエッセンスをとることで、それまでとは違うとも感じました。私は守られている。ヒガンバナと一緒にこのテーマに取り組もう。この山を乗り越えていこう。そういう気持ちが湧き上がってきました。

私はこれまでの人生で、それほど金銭的に困った体験はありませんでした。それなのに、どうしてお金を失うことを考えると、足元をすくわれるような強い恐怖を感じるのだろうか。そう考えたときに思い浮かんだのは、母の顔でした。それについては思い当たることがいくつかありました。母の重たい荷物の一部を、私が受け継いで背負っているだと思いました。

母から受け継いだその荷物は、さらに前の先祖の荷物と、古い縄のようなものでしっかりと結ばれている感じがしました。そのイメージが湧いたとき、これは家族の、家系の、そして先祖の問題だと気づきました。すると同時に、イメージのなかで縄の一部がするっと解けていったのです。

古くて重たいエネルギーから解放されることで、私は思わずほっとして、深い安堵のためいきがもれました。もう私にはこういう重い荷物は必要ない。肩からおろして手放していこう。そう思いました。

ヒガンバナのエッセンスには、生存にかかわる恐れという第１チャクラのテーマがあります。お金の問題もそうです。それも問題の根が深いところにあるようなときに、とてもいいサポートになるエッセンスです。

●罪悪感と執着

また、私のヒガンバナ体験では、罪悪感というテーマもありました。

ヒガンバナのエッセンスをとっているとき、飼っていたインコが死んでしまいました。そのころはちょうど忙しくしていた時期で、具合が悪そうだなと思いつつも、あまり世話をしてあげられなかったのです。そんなある日、帰宅すると止まり木から落ちて、すでに死んでいたのです。

とても賢い鳥で、私がつらいときに助けてくれました。本当に大好きなインコでした。私は涙が止まらなくなりました。自分でもびっくりするくらいに泣きました。

バッチの緊急時用エッセンスをリピートしてとってみたものの、涙は止まりません。続けてベイリー・フラワーエッセンスの「ショックとトラウマ」をとると、ようやく涙が止まりました。

そこで、悲しいけれども、少し冷静さを取り戻せたので、自分の状態を観察してみました。そのとき、つい数秒前まで自分が泣きながら「ごめんね、ごめんね」と繰り返し言い続けていたことに気づいたのです。自分のなかにある罪悪感が出てきたのでした。

私はヒガンバナのエッセンスをとりました。そして、インコを抱きしめました。その体はまだ完全には冷たくなっていませんでした。でも、もう彼女はそこにいません。抜け殻になっている鳥の体。そこにしがみついている自分。人であれ、動物であれ、愛するものが突然に旅立ってしまったとき、生前の乗り船に執着してしまうことがあることを、あらためて知りました。すると、ふたたび涙が流れ出しました。でも今度の涙は静かであたたかな涙でした。

ようやく彼女を送り出す準備ができました。私はもう一回、ヒガンバナのエッセンスをリピートしました。彼女の体にもスプレーしました。ちょうどそのとき、外ではキンモクセイが満開でしたので、その黄金の花が咲く木の下に彼女を埋めました。

彼岸に花が咲くことから、ヒガンバナはあの世とのつながりがあります。あちらの世界にいってしまった人や、先祖の人たちとのつながりと、深く関係しています。

私にとって、ヒガンバナは死んだインコへの執着を手放し、あちらの世界に送り出せるようにサポートしてくれたエッセンスでした。

キンモクセイ

Osmanthus fragrans var. *aurantiacus*

12の花ごよみシリーズ 10月

キーワード

光・あたたかさ・
未来への希望

調和した状態

　気分の軽さ。清々しさ。わくわくする。気持ちが上向く。明るく楽天的な見方。未来への希望や期待。太陽の下にいるような幸福感。

不調和な状態

　気分の重さ。落ち込み。嫌なことが起こりそうな予感。虚しさ。悔しさ。

分　類	モクセイ科モクセイ属
学　名	*Osmanthus fragrans* Lour. var. *aurantiacus* Makino
和　名	キンモクセイ（金木犀）
花　期	9～10月

テーマ

希望（明るく前向きで楽天的。わくわくする）
孤独（社交的で人の輪に入っていける）
消極的（悪い予感ばかりがして行動に移せない）
退屈（憂鬱な気分で退屈な日々を過ごす）
不安（嫌なことが起こりそうな予感がする）
落胆（理由の有無にかかわらず気が重い）

肉体・エネルギー面

胸、ざわつき。
胃腸、消化不良。
下肢、重さ。
背中。背骨。
体のあたたかさ、軽さ。
肉体面での好転反応。
第3チャクラ。

感情・精神面

気持ちの明るさ、軽さ。
わくわくする。
空虚感、虚無感。
くやしさ。
嫌なことが起きる予感。
人との縁、出会い。

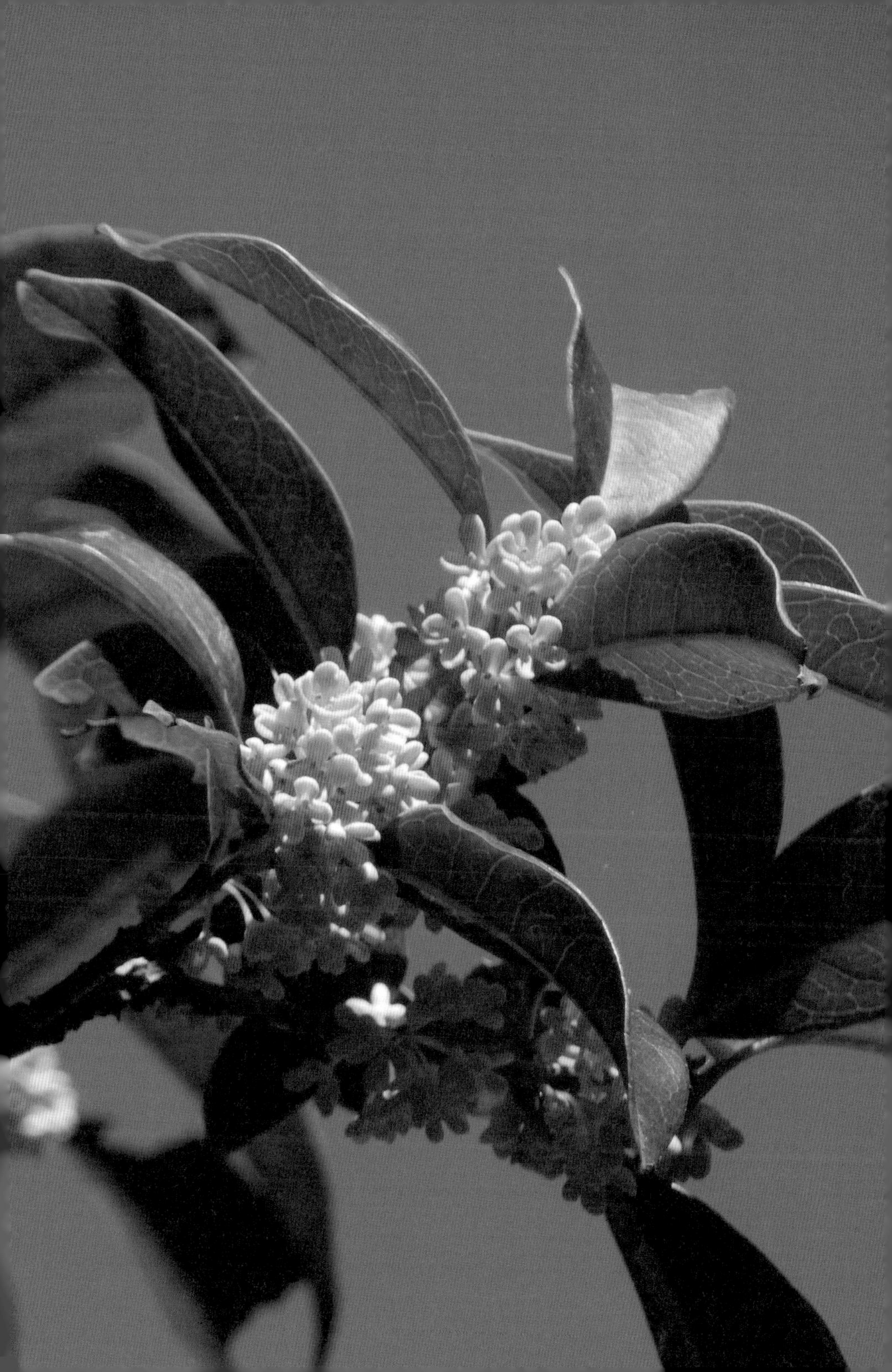

＊植物の特徴＊

●名前の由来

キンモクセイは謎が多い植物です。多くの日本人が知っている身近な植物であるにもかかわらず、まだわかっていないことがたくさんあります。

キンモクセイの属名 *Osmanthus* はギリシア語の「香り」と「花」に由来します。*fragrans* は「かぐわしい香り」の意。*aurantiacus* は「橙色の」という意味があります。この名前の全体を通して、キンモクセイの花の様子が伝わってきます。英名は fragrant olive で、「香りのよいオリーブ」という名前がつけられています。

モクセイという名前は、中国の文献に由来します。樹皮が動物のサイの足に似ていることから、漢字で木のサイ、木犀と書いてモクセイと名づけられました。

ちなみに、サイは古くから神聖な生きものとされてきました。マレーシアやインドではサイは火を踏み潰すという伝説があります。ヨーロッパではユニコーンと同一視されていたそうです。たしかにサイには少し神秘的な雰囲気があります。

●キンモクセイの伝説

中国では、月にまつわるキンモクセイの伝説があります。月にはキンモクセイの大木があって、秋になると月が金色にことさら美しく輝くのは、キンモクセイの花が満開になるからだといわれています。

中秋の名月の夜、中国で月の女神として信仰されている仙女が、月の宮殿の窓辺にもたれて下界を見下ろしていると、地上では多くの人たちが月を見上げて宴会をしていました。湖面に金色のさざ波が立つ美しい光景を見て、仙女は舞いはじめました。そばにいた男神もうかれて、キンモクセイの木の幹を叩いて調子をとります。すると、キンモクセイの花や実がしずくのようにこぼれ落ちました。それを見た仙女は、地上の人々にもこの天上の花を分けてあげようと思い、花や実を振りまきました。そのおかげで、地上にもキンモクセイが芽生えたというのです。

ほかにも、月の宮殿に生えている高さ 1.5km もあるキンモクセイを、仙人が伐り続けているという話や、その大木に花が咲くと満月になるという言い伝えもあります。金色に輝く美しい月を、古代の中国の人たちはキンモクセイの花が満開になったものだと考えていたわけです。

キンモクセイの香りには、不安やストレスを軽減させる精神安定作用や、リラックス効果など、さまざまな効能があります。その効能の多さから、潜在能力を引き出すともいわれています。月はよく潜在的な力の象徴とされますが、キンモクセイの花にもそういう力があるのるかもしれません。

＊エッセンスの質＊

●誕生月のエッセンス

私がはじめて使ったファー・イースト・フラワーエッセンスは、キンモクセイでした。キンモクセイは花ごよみシリーズの 10 月、私の誕生月のフラワーエッセンスでもあります。

ファー・イースト・フラワーエッセンスでは、そのときに咲いている花のエッセンスをとる方法がよく勧められますが、自分の誕生月の花を選ぶという方法もあります。自分が生まれたときに咲いていた花は、やはりその人と縁があると思います。そういう意味で、私が最初にとったエッセンスがキンモクセイであったことも、偶然ではないでしょう。皆さんも是非、自分と縁のある植物を見つけていただきたいと思います。

●肉体面への作用

肉体面では、胸、胃腸、背中、下肢といった部位と親和性があります。

特に、第 3 チャクラと関係があり、消化器系の不調に使えます。予期不安がある人、考え過ぎて思い悩む傾向のある人が、お腹の不調を慢性的に訴えるような場合に、消化サポートになります。ホメオパシーのレメディーでいうと、アージニット（Arg-n. ／硝酸銀）のようなタイプの人に合います。

肉体面に好転反応が出たときに使うといいという報告もあります。ただ、長く使い続けると、逆に好転反応が出るケースもいくつかありました。発熱した人もいますし、私は腕に強いしびれが生じたことがありました。

＊エッセンス体験＊

●あたたかさと安心感

キンモクセイのエッセンスをとると、あたたかさを感じる人がとても多いです。これはオレンジ色の花の力もあると思います。私もとったときに、安らぎや安心感、孤独が癒される感じ、灯りのともるあたたかな家に帰ったような気持ちになりました。そのときに書いたレポートを見ると、「父に守られているような安心感」とあるのですが、あとで日本にあるキンモクセイはすべて雄株だと知って、「なるほどな」と思いました。

●新しい次元への目覚め

私の個人的な感想では、ライトボディを活性化するので、物質体である肉体のバージョンアップがおこなわれている感覚がありました。キンモクセイは天上から授けられたミステリアスな植物ということで、新しい次元への目覚めのエッセンスという役割があるのではないかと思います。

また、仲間との再会や、互いの絆を深めるというテーマもあります。キンモクセイのエッセンスは、地球にやって来た魂が、深い孤独を感じているときに、ソウルグループのネットワークにつながることをサポートしてくれるのではないでしょうか。実際にそういうことを感じさせるケースがありました。

ママコノシリヌグイ

Persicaria senticosa

その他のエッセンス

キーワード

閉ざされた心・心の支え・
虐げられた体験

調和した状態

涙を流して過去の深い悲しみを解放する。自分の内面を見つめて統合する。

不調和な状態

家庭内、特に母親から受けた虐待によるトラウマ。インナーチャイルドの問題。不安感。他人との接触を恐れる。心を閉ざす。心の支えを欠く。

分　類：タデ科イヌタデ属
学　名：*Persicaria senticosa* (Meisn.) H. Gross
和　名：ママコノシリヌグイ(継子の尻拭い)
花　期：5～10月

テーマ

愛（幼児に母親から愛されず虐げられた）
依存（自尊心や自己肯定感のなさから他人に依存する）
インナーチャイルド（母親から虐待されて心傷ついている）
悲しみ（母親から虐待された悲しみ）
トラウマ（母親から受けた精神的・肉体的虐待）
不安（他人との接触を恐れる）

肉体・エネルギー面

頭、頭痛、こめかみの締め付け。
首から肩の重み、痛み。
胸、動悸。
呼吸が深くなる。
胃。
上半身、熱感、軽さ。

感情・精神面

平穏な気持ち。
落ち着かない。不安感。
苦々しい。悔しい気持ち。
「打擲」という字が浮かぶ。
寒い所の子供のイメージ。
内面を見つめる。
心の傷が癒える。

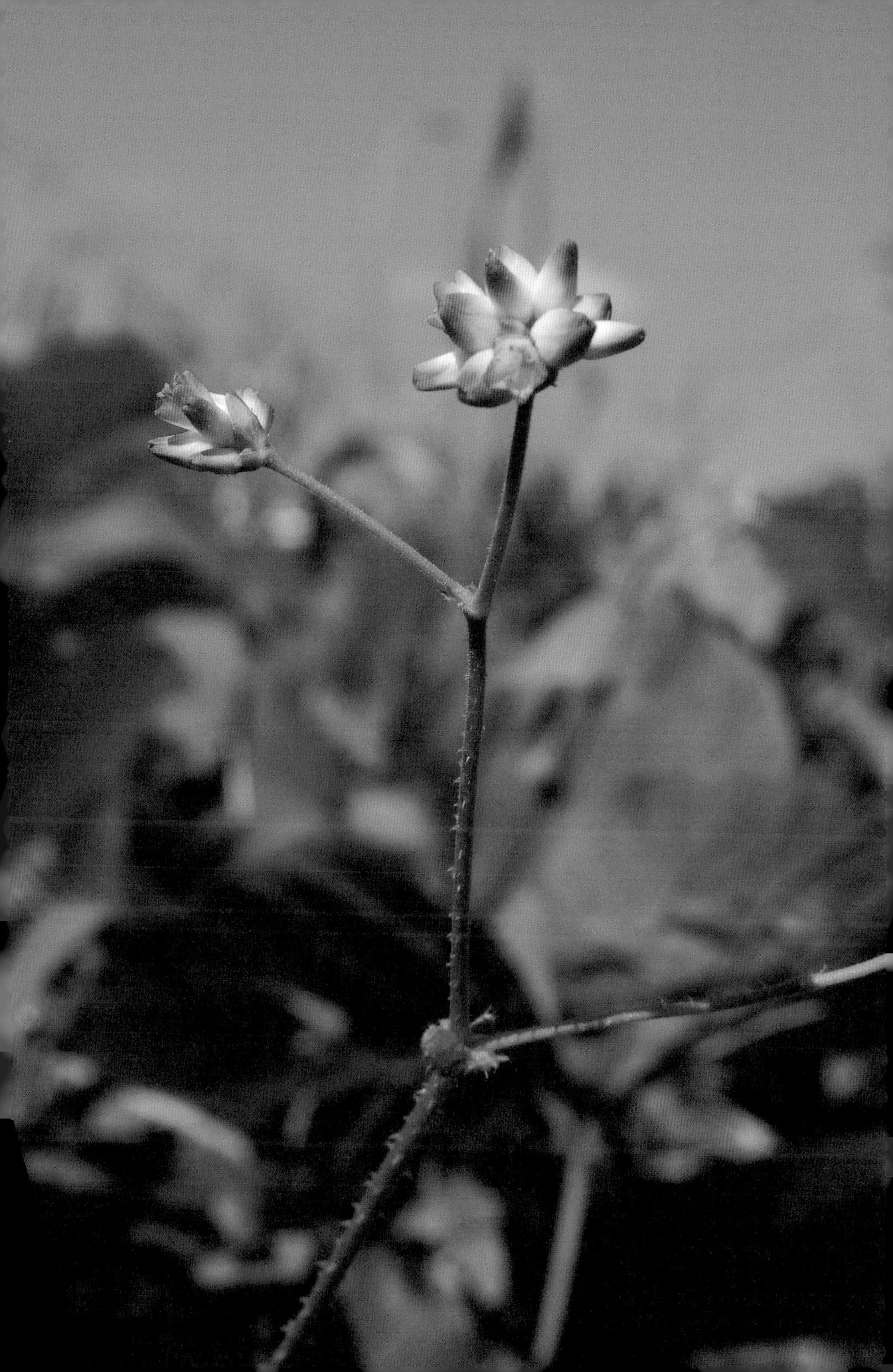

＊植物の特徴＊

ママコノシリヌグイは、とげが大きな特徴になっています。茎にも葉の裏にも、小さなとげがたくさんついています。そのとげのついた葉から「継子の尻拭い」というすごい名前がつけられました。韓国では「嫁の尻抜き草」と呼ばれているそうで、これも同じ意味になります。

ですから、ママコノシリヌグイが生えている茂みに入ると、痛い目にあいます。このとげを使って、まわりの植物に寄りかかりながら生きている植物です。

花はピンク色で、小さくとてもかわいらしいです。多田多恵子の『もっと美しき小さな雑草の花図鑑』という本には、ママコノシリヌグイの花をアップにした写真が載っています。そこには「秋の野原にベビーピンクの穂が揺れます。金平糖の形をした花穂は、グラデーションも美しく、夢見がちの少女に見えてきます」（多田『もっと美しき小さな雑草の花図鑑 p.125）と紹介されています。本当にそういう感じがします。

花は茎先に10個ほどつきます。ただし一度には開きません。1個や２個ずつ、ゆっくりと開いていきます。ピンク色はハートチャクラと関係があり、ピンク色の花を開いていくのはハートを開いていくことをあらわします。ですから、トラウマでハートを開けない場合に、ゆっくりと順番にハートを開いていくことをサポートするのが、ママコノシリヌグイのエッセンスなのです。

＊エッセンスの質＊

●インナーチャイルドと悲しみ

肉体面では、頭との親和性があります。頭痛、こめかみの締めつけるような痛みなどに合います。首や肩の重さや痛みにも使われます。あとは胸部です。動悸と関係していたり、呼吸が深くなったりするという人がいます。やはりハートチャクラと関係があるのでしょう。あとは胃との関係です。このように、どちらかというと上半身に作用するエッセンスです。

感情面では、フヨウと同じく悲しみに対応するグループに分類されます。その作用については、かなり強くインナーチャイルドに響くという人がいます。私自身もそれを実感しました。実際にこのエッセンスをとることで、号泣するケースもあるようです。

＊エッセンス体験＊

●傷だらけのハート

私はこのエッセンスをはじめてとったとき、人と目が合わせられなくなりました。とりわけ、家族や親しい人の目を見られなくなりました。相手の目の奥にある感情と向き合うことが急に怖くなったのです。目を合わせることで相手とエネルギーの交流が起こることを恐れている部分ありました。

そして、「自分は愛されていない」という感じが湧き上がってきて、切なくなりました。「傷つくぐらいならはじめから心を閉ざして誰とも交流しない方がいい」とか、「相手を近寄らせないためにこちらから先に威嚇する」という気持ちが浮上しました。このように、傷つきやすさゆえの過剰な防衛というテーマが、このエッセンスにはあります。これはたくさんのとげをつけた、ママコノシリヌグイのジェスチャーそのものです。

大きな石の陰に隠れて身を潜めていたい。怖くて逃げだしたい。誰とも交流したくない。愛する人であってもつきあいたくない。そういう気持ちも湧き上がってきました。

また、「傷だらけのハート」という言葉も浮かんできました。

私には小さなころから容姿にコンプレックスがありました。それがこのエッセンスを使うと、徐々に表層へ浮き上がってきたのです。「背が高くてすらりとした美しい女性がうらやましい」とか、「それに対して自分はみじめでみすぼらしい」という気持ちが出てきて、涙が流れました。身をよじりながら泣き続けました。それだけ、私の体の深いところにねじ込まれるほどに、長い間のコンプレックスが刻まれていたのでしょう。それが涙とともに解放されていくのを感じました。まるでねじが逆回転をするようにして、体に刻まれたコンプレックスが抜けていくのがわかったのです。そういうふうに、回転が逆になって正常に戻るようなイメージがありました。

●トラウマを癒す

それから、トラウマの影響から慢性のママコノシリヌグイともいうべき状態だった人が、このエッセンスをとることで、トラウマが浮上して大きな気づきになったというケースがありました。

このケースでは、ママコノシリヌグイのエッセンスをとったときに、とてもやさしいイメージが浮かんできたそうです。それはまるで子宮のような、あたたかい、サーモンピンクのやさしい色に包まれているような感じだったといいます。このように、ふだんから心の傷に苦しんでいる場合や、感情の好転反応がつらいとき、トラウマが浮上してきた感情の緊急時に使用すると、やさしくサポートしてくれるエッセンスでもあるのです。

私の印象では、美しい夜明けの海岸で、素足のまま、砂の上でひとり目を閉じながら、ピンク色の花に包まれているようなイメージがありました。

ですから、ママコノシリヌグイは『ファー・イースト・フラワーエッセンスガイドブック』に書かれているような、心の奥のトラウマを引っ張り出してくるはたらきだけではなくて、そのトラウマに苦しむときには、やさしくはたらいてくれるエッセンスであるということを、覚えておいてください。

●カルマの鎖を断ち切る

ママコノシリヌグイのエッセンスは、カルマ的なものにも関係します。カルマの鎖を一つずつ断ち切るようなサポートをしてくれます。ですから、これは長期的にとることをお勧めします。最初は感情の吹き出しがあるかもしれません。それでもゆっくりと使い続けることで、ハートがやわらかくてあたたかなピンク色の世界に包まれていきます。

何も裁かず、誰も責めず、すべては悪くなくて、それはただ流れのなかで起きたこと。ピンク色の透明な流れのなかにとどまりながら出来事を俯瞰する。そんな感じがするエッセンスなのです。

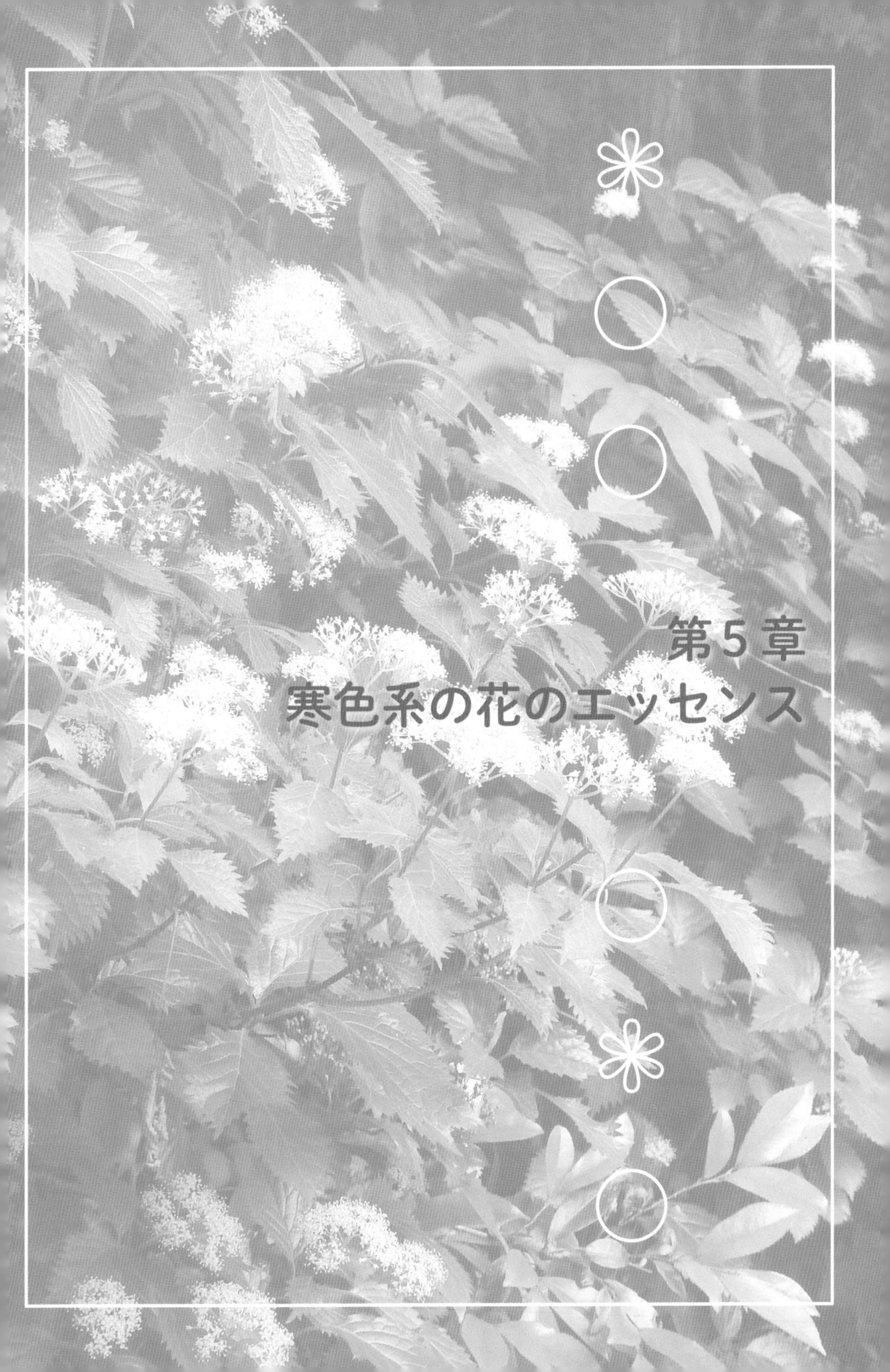

第5章
寒色系の花のエッセンス

コアジサイ

Hydrangea hirta

12の花ごよみシリーズ 6月

キーワード

情報・潜在意識・
宇宙的なつながり

調和した状態

　宇宙に偏在する情報にアクセスし、必要な情報を受け取れる。過去の記憶の統合。トラウマの癒し。ワンネス。

不調和な状態

　潜在意識にブロックがある。停滞感。アイデアの枯渇。人とのコミュニケーションにためらいがある。

分　類:	アジサイ科アジサイ属
学　名:	*Hydrangea hirta* (Thunb.) Siebold et Zucc.
和　名:	小紫陽花（コアジサイ）
花　期:	6～7月

テーマ

インスピレーション（宇宙に遍在する情報にアクセスする）
消極的（潜在意識にブロックがあり、躊躇する）
知恵（知恵やアイデアが枯渇した状態）
トラウマ（トラウマを癒し、意識に統合する）
瞑想（瞑想を通して知恵や情報を得る）

肉体・エネルギー面

頭部。
目、視界。
肺、痰。
第4チャクラと第5チャクラをつなぐ。

感情・精神面

意識が内側に向かう。
昔のことを思い出す。
宇宙的なつながり。
静けさ、沈黙。
優しさ、受容。

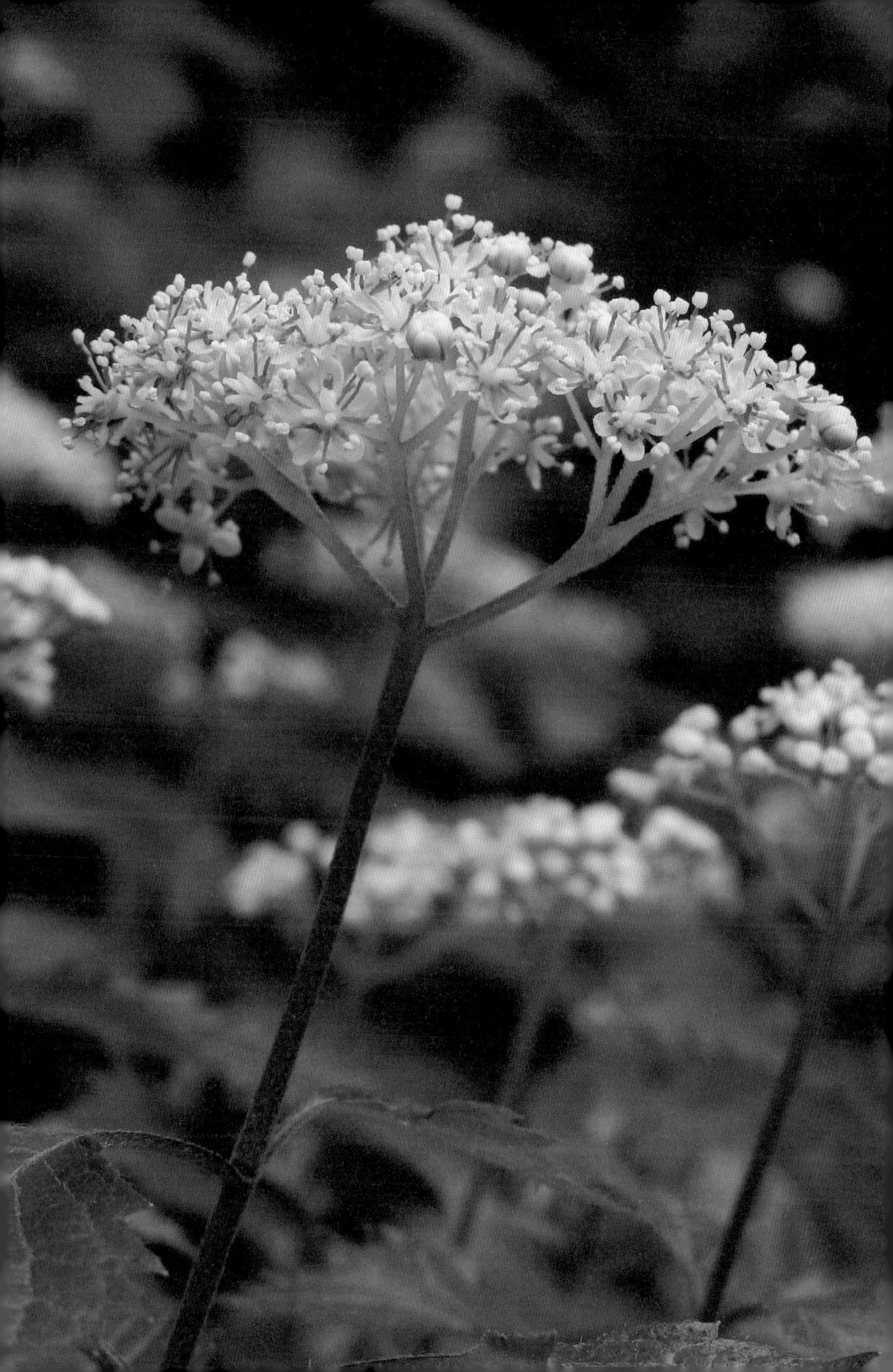

＊植物の特徴＊

●アジサイ

アジサイ属植物は東アジアとアメリカに約 40 種が分布しています。日本には全部で 12 種が自生します。そのなかのひとつがコアジサイです。

アジサイの学名ですが、*Hydrangea* は「水の容器」、*macrophylla* は「大きな葉の」という意味です。

アジサイの原産国は日本で、日本固有種のガクアジサイが原種です。ガクアジサイは三浦半島や伊豆半島など、海岸近くに自生しています。そのため、ハマアジサイとも呼ばれています。

ガクアジサイの花序は中心に両性花があり、そのまわりをいくつかの装飾花が囲んでいます。この装飾花は萼が発達したものです。その中心をよく見ますと、小さな粒みたいなものがあります。これが花なのです。公園でガクアジサイを見かけたら、ぜひ近づいてこの装飾花を観察してみてください。

アジサイはこのガクアジサイの一品種で、ホンアジサイとも呼ばれます。アジサイは小花が密集して球状になっています。こういう咲き方を「テマリ咲き」といい、公園などで見かけるアジサイはこのタイプです。

また、公園や庭ではセイヨウアジサイもよく見かけます。これは中国にわたったホンアジサイを、イギリスの博物学者ジョゼフ・バンクス（1743-1820）がロンドンのキューガーデンに持ち帰り、さまざまな交配を繰り返すことで作出されたものです。そのセイヨウアジサイが日本に逆輸入されているのです。

●名前の由来

アジサイは漢字で「紫陽花」と書きます。この名前は白居易（772-846）の詩文集『白氏文集』巻第二十に収載されている「紫陽花」という漢詩に登場します。

何年植向仙壇上　何（いず）れの年に植ゑて仙壇上に向かう
早晩移栽到梵家　早晩移し栽（う）ゑて梵家に到る

雖在人間人不識　人間に在りと雖（いえど）も人識しらず
與君名作紫陽花　君に名を與へて紫陽花と作（な）す

ただ、この歌に詠まれている植物は、アジサイではなくてライラックではなかったか、という人もいるそうです。

アジサイという植物にこの字をあてたのは、平安時代中期の歌人で学者でもあった源順（911-983）です。白居易の「紫陽花」をガクアジサイと考えて、この漢字をあてたといいます。源順が編纂した『和名類聚抄』では、アジサイという和名に「阿豆佐為」の字があてられています。ふだん目にする「紫陽花」の方が美しい感じがしませんでしょうか。

アジサイの語源として有力な説は、「集真藍（あずさあい）」に由来するというものです。これは青い花が集まって咲くさまをいいあらわした名前です。

●花の色の変化

アジサイには「七変化」という別名もあります。これは種類により、もしくは生育場所の条件によって、花の色が変化することからついた名前です。アジサイの花の色は一般的に土壌によって変化するといわれています。酸性が強い土壌では花が青みがかり、アルカリ性が強いと赤みがかります。日本は弱酸性の土壌が多いので、青色の花が多くなります。ですから、日本人はアジサイというと青色のイメージがとても強いと思いますが、ヨーロッパではアルカリ性の土壌が多いため、赤色の花が多くなります。

ひとつの株に咲いている花で色違いがあることもあります。その場合は、水を吸い上げる根の位置の土壌に、酸性度のばらつきがあることで、発色にむらが生じているといいます。

アジサイの仲間の園芸品種アナベルのように白い花のものは、もともとアントシアニン色素をもたない品種です。そのため、酸性でもアルカリ性でも、どちらの土壌で育てても花は白色になります。

酸とアルカリの要素以外で、アジサイの花の色にもう一つかかわってくるものが、アルミニウムです。アジサイの花は内部にアントシアニン色素をもっています。そのため、本来はその色素によってピンク色に発色します。ところが、アントシアニン色素は他の物質と結びつくと変色します。アルミニウムの場合、青色に発色します。酸性の土壌では、土のなかのアルミニウムが溶け出しやすくなります。それをアジサイが根から吸い上げることで、内部のアントシアニン色素と結合して、花が青色になるのです。一方、中性からアルカリ性の土壌ですと、アルミニウムが溶け出しにくくなり、本来の色であるピンク色に発色するわけです。紫色はその中間色になります。

アジサイは時間の経過によっても花の色が変化します。咲きはじめは薄緑色です。それがやがて白色になり、徐々に青紫色や赤紫色に色づいていきます。

このように、生育環境や時間の経過で花の色がさまざまに変わっていくというのは、アジサイの面白いところであり、特徴でもあります。これは記憶の片隅に残しておいていただければ嬉しいです。

ちなみに、アジサイ以外では、バッチのフラワーレメディーで使われるチコリーなども、土壌の酸性度で花の色が変わる植物として知られています。

●毒について

アジサイには毒があるといわれています。2008年に以下の中毒事例が発生したことから、厚生労働省は注意を喚起しています。

【事例1】

平成20年6月13日、茨城県つくば市内の飲食店で、料理に添えられた装飾用の「アジサイの葉」を喫食した1グループ8名が、会食30分後から嘔吐、吐き気、めまい等の症状を呈した。

【事例2】

平成20年6月26日、大阪市内の飲食店で、料理に添えられた装飾用の「アジサイの葉」を喫食した1名が、喫食40分後から嘔吐、顔面紅潮等の症状を呈した。

（厚生労働省医薬食品局食品安全部監視安全課長（2008年8月）「アジサイの喫食による食中毒について」厚生労働省）

どちらも幸いにしてたいしたことはなく、2、3日以内に回復されています。

アジサイは刺身のツマのように、ときどき料理に添えられることがあるといいます。もちろんアジサイの葉の食用は避けるべきです。ただし、実際にどの毒成分が中毒の原因なのかは、いまだによくわからないそうです。

中国・四川省産のアジサイの葉や茎を分析したところ、青酸配糖体6種が単離されたという研究があります。しかし、これらの成分は京都産のアジサイ抽出物には含まれておらず、品種による差がかなりあるということです。その他の同様の研究でも、陰性と陽性の両方の結果が得られているといいます。

青酸配糖体以外では、フェブリフギンというアルカロイドがアジサイの毒の正体ではないかという指摘もあります。ただし、これもやはり明らかにはなっていません。

アジサイの一種でアマチャという植物があります。その葉を蒸して、揉み、乾燥させて煎じたものが甘茶です。天城越えで有名な静岡県の天城地方のものが有名です。甘茶は4月8日のお釈迦様の生誕日におこなわれる花祭りで、仏像に注がれるのに用いられます。その甘茶による中毒も2009年と2010年に相次いで発生しています。いずれも、子どもたちが花祭りで甘茶を飲んで嘔吐したというもので、全員軽症で快方に向かったそうです。アマチャはアジサイと近縁ですから、同じ成分が含まれている可能性もありますけれども、その有毒成分が何かについてはやはり報告がありません。

このように、毒成分の正体がわからなかったり、花の色が変わり続けて本来は何色なのかわからなかったりと、ひじょうにはっきりしないところに、アジサイの個性というか、大きな特徴があるのではないかと思います。

●薬用

アジサイは薬用にされてきた植物でもあります。古くから、アジサイは花を乾燥させて煎じて飲むことで、解熱剤として使われてきました。中国では八仙花という名前の生薬で、マラリアの治療薬として用いられてきました。実はアジサイに含まれるフェブリフギンは、抗マラリア薬開発の足がかりになるものとして期待されている成分なのです。さらには膠原病などの自己免疫疾患にも効く可能性もあるといいます。

ホメオパシーには、アジサイの仲間のレメディーがあります。ハイドレンジャ・アボレセンス（Hydrang.／アメリカノリノキ）です。アメリカノリノキから作られたレメディーです。アメリカノリノキの代表的な園芸品種にアナベルがあります。ハイドレンジア・アボレセンスは主に腎臓や泌尿器と親和性がある、尿さや腎石のレメディーですが、それほど「大きなレメディー」ではないので、ホメオパスもあまり使わないかもれしません。ロバート・トーマス・クーパー（1844-1903）によれば、アメリカノリノキはとても水を吸う植物で、たくさんの水を含んでいるといいます。そこで、レメディーも腎臓とかかわりがあるのかもしれません。

アジサイにはジェモレメディーもあります。他者を思いやることができるようになるということで、私も実際に使ってみました。すると、とても優しい気持ちになるのです。はじめに、第２チャクラとハートがなめらかに結ばれて、エレガントな気分になるのを感じました。そのあとに他のチャクラを結んでいき、全体的に丸い感覚でハーモニーを奏でていく感じがしました。さまざまなセラピーのサポートにお勧めしたいジェモレメディーです。

アジサイは全般的に水のエレメントとひじょうに関係が深い植物です。水というのは感情と深くかかわりがあります。また、水には情報を記憶するという性質があります。属名の *Hydrangea* は「水の容器」という意味ですから、アジサイは感情を環境から受け取り、内側に情報としてため込むことと関係する植物ではないかと思います。

●日の目を見なかった花

日本において、アジサイが最初に登場した書物は『万葉集』です。『万葉集』には数多くの草花が歌に詠まれています。そのなかで、アジサイはわずかに２首です。

言問はぬ木すら紫陽花諸弟らが練りのむらとにあざむかえけり　大伴家持

この歌の意味は「ものいわぬ木でさえ、アジサイのように移り変わりやすい。まわりの人の巧みな言葉に私はだまされてしまった」というものです。花の色を変えながら枯れていくアジサイのさまを、ころころと言葉や態度を変える人にたとえているわけです。当時からアジサイは色の変わる花という認識があったことがうかがえます。

紫陽花の八重咲くごとく八つ代にをいませ我が背子見つつ偲はむ　橘諸兄

これは「アジサイの花が群がって咲くように、いつまでも健やかでいてください。この花を見るたびにあなたを思います」という内容の歌です。

アジサイを詠んだ歌が、この2首しか『万葉集』に収められなかったことから、奈良時代には人気がなかったことがわかります。

その後も、平安時代を代表する『源氏物語』『枕草子』『古今和歌集』などには、アジサイの記述がなさそうです。

テマリ咲きのアジサイの記録が出てくるのは、桃山時代に入ってからです。絵画では、狩野派の絵師による南禅寺大方丈障壁画に『松紫陽花図』という作品があります。江戸時代になると、尾形光琳（1658-1716）、葛飾北斎（1760-1849）、酒井抱一など、時代を代表する画家がアジサイの絵を描いていますが、それでもあまり人気がなかったようです。

アジサイに人気が出るのは、昭和の戦後になってからです。そのきっかけの一つは、セイヨウアジサイが鎌倉のお寺で栽培されるようになったことでした。アジサイは日本固有の植物であるにもかかわらず、逆輸入された園芸種が脚光を浴びるまでは、日の目を見なかった植物というわけです。

実はそれと似た感覚を、はじめてコアジサイのエッセンスを試したときに体験しました。このエッセンスはなかなか面白かったです。

とりはじめの数日間、私は帽子を目深くかぶり、日陰ばかりを選んで歩いて、できるだけ日が当たらないようにして過ごしていました。これはふだんの私にはないことです。私は日光が大好きで、むしろ積極的に浴びるくらいなのです。

友だちと一緒にいるとき、「そこは日が当たるからやめようよ」といわれるような場所に座ったりします。その私が日光を避けていたのです。

また同時に、私はとてもいじけていました。「地味で誰にも注目されない私」といった思いが湧いてきたのです。まるで薄暗い台所で誰の目にもつかずに、ひとりで地味な作業をしているような気持ちでした。

これはコアジサイという種だけでなく、アジサイ類の植物が抱えてきたネガティブさに近いような気がします。

コアジサイのエッセンスによって、私はこうしたネガティブさを数日ほど味わうことになりました。それはまるでアジサイが花咲く梅雨時のような、じめじめした気持ちでした。そういう気持ちが自分のなかに潜んでいたのです。それを顕在意識に浮き上がらせて、手離すことができたわけです。

●永井荷風とアジサイ

明治から昭和にかけて活躍した作家の永井荷風（1879-1859）の作品で、「夏の町」という随筆があります。その書き出しで実にアジサイが印象的に使われています。

> 枇杷の実は熟して百合の花は既に散り、昼も蚊の鳴く植込の蔭には、七度も色を変えるという盛りの長い紫陽花の花さえ早や萎れてしまった。
>
> （永井『荷風随筆集（上）』）

とても暗い書き出しです。これを読んで、そのまま読み進められる人はすごいと思うほどです。そういうところにアジサイが扱われています。

永井荷風には『あぢさゐ』という短編小説もあります。何人もの男性を渡り歩いて、結果的に元の彼氏に殺されてしまう芸者の話です。これも暗い話なのですが、作品中の語り手は、この物語を飄々と語っています。

荷風は病弱で感傷的な人だったようです。その性格のためか、作品には雨の降る情景がよく描写されています。雨は悲しみや寂しさを引き立てます。実際に雨が降っていると気持ちが沈むものです。次々と色を変えていくアジサイの花は、情人を変えていく芸者の生き方をあらわしています。『あぢさゐ』の題は芸者の隠語なのです。それはまた荷風の生き方でもありました。荷風には主な愛人が16人いて、それをはるかに超える人数の女性と接していたといいます。そして、愛人一覧表というものを作り、そこに性格などについて細かくメモをしていました。そういうプライベートが作品にも反映されているのでしょう。それはまたどこか悲しく寂しい生き方にも思えます。

荷風は孤独のうちに亡くなりました。彼は身寄りのない遊女たちの投げ込み寺として知られる、浄閑寺に埋葬して欲しいと遺言しています。実際に葬られたのは雑司が谷霊園なのですが、浄閑寺には詩碑が建てられています。荷風には遊女とのつきあいを通じて、彼女たちの苦しみや悲しみが、アストラル体にたまっていたのではないでしょうか。

悲しみをかきたてる梅雨の季節に、アジサイの花が咲くのは、潜在意識から浮上する理由のないように思える憂鬱や悲しみを、アジサイという植物が浄化してくれるからではないでしょうか。潜在意識には小さい頃の出来事で未解決なままの問題や、過去世に起因する深い悲しみがたくさん沈んでいます。コアジサイのエッセンスをとると、そういう悲しみがたくさん出てきます。

アジサイには「友情」「仲良し」「家族団らん」という花言葉があります。小さな花が寄り集まって咲く姿から、これらの花言葉がつけられました。荷風はその人生においてこれらを得ることができませんでした。それが荷風の悲しみだったのではないかと思います。

一方、荷風は日常のなかの小さな幸せを大切にしていた人だったようです。たとえば、家の庭の草花を見ながら心が和むときや、星を見て素直にきれいだなと思うときなど、ふとした瞬間に感じる小さな幸せを、荷風は俳句に残しています。小さな宇宙の幸せを、文学を通じて表現して、大いなる宇宙の幸せを実現する。そして、みんながひとつになる。荷風はそういうワンネスの世界を目指していたのかもしれません。これはコアジサイのエッセンスのテーマでもあります。荷風がコアジサイのエッセンスをとっていたら、小さな宇宙の幸せと大きな宇宙の幸せのバランスがとれて、あたたかいワンネスの学びへと昇華されていったかもしれないと、考えたりもします。

●花言葉

アジサイにはたくさんの花言葉があります。「移り気」という花言葉は、アジサイの花が咲きはじめから変化していくことに由来します。「冷淡」は青い花の色によるもので、やはり青色にはクールな印象があります。「辛抱強さ」は、開花期の長さにちなむものです。

赤いアジサイには「元気な人」という花言葉があります。これはフランスの花言葉です。ヨーロッパでは土壌の関係で赤紫色の花になりやすいのです。これは花のイメージによくあう花言葉だと思います。

結婚式などにも使われる白いアジサイは「寛容」です。

青いアジサイは「辛抱強い愛情」。この花言葉の由来には、フィリップ・フランツ・フォン・シーボルト（1796-1866）の話が関係しているといわれています。江戸時代末期、シーボルトは長崎の出島にあるオランダ商館の医師として来日しました。そして、遊女だったの瀧（1807-1869）と恋仲になります。二人の間には娘のイネ（1827-1903）も生まれ、幸せに暮らしていました。ところが、1828年にシーボルト事件が起こります。そのため、シーボルトは妻と娘を残して、国外追放になりました。

シーボルトはアジサイを研究していたのですが、新種を発表する際に、瀧の名にちなんで *Hydrangea otaksa* と命名しました。それほど愛する妻や娘と会えないシーボルトの心情が「辛抱強い愛情」という花言葉の由来であるというわけです。

ガクアジサイには「謙虚」という花言葉があります。園芸種であるセイヨウアジサイに比べると、見た目が地味なために、この花言葉がつけられたといいます。でも、私は雨に濡れながらひっそりとたたずむガクアジサイの姿が、控えめでつつましやかだからではないかと思います。謙虚で、辛抱強く、愛情に満ちあふれつつ、静かにたたずむ。それが本来のアジサイの姿ではないでしょうか。

●幻想的な花

アジサイは幽霊や怪談などとも関係しています。たとえば、ガクアジサイは「化け花」や「幽霊花」とも呼ばれていました。

江戸時代には6月にアジサイが仏花としてよく使われていました。アジサイの名所といえばお寺です。アジサイは手がかからず、手入れをしなくても増えすぎることがありません。また、群生するので多少刈ったところでなくなることもありません。そんなところから、お寺にはアジサイがよく植えられていたのです。

アジサイには「四葩」という一名もあります。これはアジサイの装飾花の萼が4片あることに由来する名前ですが、4が死を連想させることも、アジサイが仏花に使われる理由の一つだったようです。

エッセイストの甘糟幸子（1934-）がアジサイについて書いている文章があります。「『高野聖』とアジサイ」というエッセイで、家の裏手の山がアジサイで埋まっているのを見て、こう表現しています。

> どんな花でも、咲き乱れている花の下に立つと、日常の時間とは異なった流れの中へ入ったように感じるものだが、アジサイはまた、際立って非日常的な匂いをもっている。薄暗い林の中にぽっと咲いているところは、この湿った地中に霊というものがあるなら、霊が姿をかえているような気がする。だから白昼お化けがでることがないように、アジサイも日の光があまり似合わない。
>
> （甘糟『花と草木の歳時記』p.82）

泉鏡花（1873-1939）の『高野聖』では、魔性の女の棲み家の庭で、月夜に美しくも妖力を発しているアジサイの花が描写されています。

私もよく、ひと気のない雨の公園を歩きながらアジサイを眺めていると、幻想的な美しさに魅せられることもあります。ちょっと形容しがたい、うっすらとした陰りのようなものや、ひっそりとした静かな怖さもありながら、それゆえに独特の情緒と美しさを備えている。アジサイにはそんなイメージがあります。陰の要素が強すぎて、ちょっと怖いくらいに感じるときもあります。

フランス文学者の巖谷國士（1943～）はアジサイをこのように表現しています。

初夏の夕刻、小道をぶらぶら歩いていて、こんもりと青く咲いているあじさいの群れに出会うと、しばらく立ちどまることになる。

薄暗くなりかけた町なかで、くっきりと、にじむように、音もなく、なぜか寂しげにそこにいる青い花たちに、つい目をうばわれてしまうのだ。

あじさいは七変化とも呼ばれる特異な植物で、はじめは白い花がしだいに青くなり、紫になり、さらに淡い紅色になってから、ゆっくりと色あせてゆく。

最後には薄茶色に枯れてかさかさになるが、そうなってからも長く形をとどめ、それはそれで独特の情趣を保ちつづける。

（巖谷『幻想植物園』p.42）

ここではアジサイの花色の変化について述べています。また、花の集まりや群生する姿について述べた箇所もあります。

花の一輪一輪は小さくて平凡なのに、集まってふんわり盛りあがっている姿は、一本だけを見ても美しい。さらにその一本一本が大きく群がって、葉や茎も見えないほどに咲きそろっているときには、ただそこに立ちつくして、青い幻めいた世界に浸りつづけているしかない。

（巖谷『幻想植物園』p.43）

いかにもフランス文学者らしい感性がちらちらと感じられる文章です。

私の印象では、アジサイの陰りのある美しさには、一目でぱっと理解できるようなものではないというか、奥行きのある感じというか、何か秘められた魅力のようなものがあると思います。

●コアジサイ

コアジサイはアジサイ科アジサイ属の落葉低木です。一名にシバアジサイともいいます。以前はユキノシタ科に分類されていましたが、最新の分類ではアジサイ科になっています。本州から九州にかけての山地に生える、高さ1～1.5mの落葉低木です。ふつうのアジサイとは違って、街中ではなかなか出会えません。生育環境を選ぶところがありまして、少し標高の高い場所を好みます。

花は一般的なアジサイよりも少し早く咲きます。花序は直径5cmほど。特徴としてアジサイによく見られる大きな装飾花がありません。そのかわりに、甘い香りを放って、花粉を運んでくれる昆虫たちを誘います。花は淡い青紫色のとてもやさしい色合いですが、株によって色調がわずかに異なります。観察するとわかりますが、白いものもあります。その青紫と白の間のさまざまな色合いが見られるところが特徴です。

コアジサイは時間や天気によっても表情が変わってきます。まさに七変化という感じです。

コアジサイの魅力のひとつが、紫色をした茎のグラデーションです。日に透かしてみたときの美しさは、本当に格別です。

群生地での花の香りも素晴らしいです。一緒にいると、ぼんやりと眠くなるほどです。ネムノキも木の下にいると眠くなる感じがしますけれども、コアジサイはちょっと雰囲気が違います。寒色系の花だけに、鎮静化していきます。

これは『ファー・イースト・フラワーエッセンスガイドブック』にも書かれていることですが、果実を見ると水星の記号のような形をしています。占星術では、水星はコミュニケーション、知性、知識、思考をあらわします。そういうシンボルに似た果実をつけるということは、コアジサイにはそういう性質があるのではないかというわけです。

＊エッセンスの質＊

●第5チャクラとの関係

コアジサイのエッセンスには、「情報」「潜在意識」「宇宙的なつながり」というキーワードがあります。「宇宙に偏在する情報にアクセスする」「過去の記憶の統合」「トラウマの癒し」「ワンネス」といったことと関係しています。

肉体面では頭部に作用を感じる人が多いようです。目や視界の問題、肺や痰が出る症状などと関係します。精神面では意識が内側に向かう、昔のことを思い出す、沈黙、静けさ、やさしさ、受容という性質があげられます。エネルギー面では第５チャクラへの作用が中心です。

コアジサイに囲まれていると、まわりに人がいてもいなくても、ひじょうに静けさというものを感じます。意識が内側に向かっていく感じです。そこからこの植物が第５チャクラに作用していることがわかります。

第５チャクラは淡い青色と共鳴します。青というのは、植物界では比較的少ない色です。特に日本の花ではわりと少なく、そのなかでコアジサイは貴重な存在です。そういう意味で、コアジサイはちょっと特別な位置を占めるエッセンスといえます。

また、第５チャクラは喉と親和性があり、コミュニケーションというテーマがあります。このチャクラがしっかりと機能していると、実際に喉を使って声に出すコミュニケーションも円滑になりますし、言葉の奥にある真のメッセージを伝え、受け取る力が発達していきます。さらには、特に言葉ではっきりと伝えなくても、時空を超えて、相手と優雅に通じ合えるようになります。

ところが、第５チャクラが滞ると、自己表現ができなくなったり、嫌なことを「ノー」といえなくなったりします。一方、反対にこの第５チャクラが開きすぎると、口数が多くなることがあります。余計なことをしゃべったりするのです。そういうときに、コアジサイのエッセンスは、第５チャクラをバランスよく調整してくれます。また、コアジサイには白い花もありますので、第７チャクラとも関係しているかもしれません。

さらに、コアジサイのエッセンスは第５チャクラとハートをつなぎます。ですから、まわりの人たちとやさしくつながれるようになります。このエッセンスを長く使うことで、厳しい言葉で何かを伝えるのではなく、ハートでわかりあえるようなコミュニケーションを可能にしていきます。そうなれるように、ゆっくりと変化していけるように促してくれるエッセンスではないかと思います。

●シンフォニーを奏でる

コアジサイのエッセンスをじっくり使っていくと、シンクロニシティがとても多くなります。つながりのある仲間たちと、はっきりと言葉で伝え合わなくても、いつの間にか一緒に行動していることに気がついたりします。そこには調和があります。それは、アジサイの花が集まってひとつの球体になっているような、ワンネスのイメージです。

私はそのイメージを「シンフォニーを奏でる」と表現しています。一人ひとりの真実がハーモニーとなって、美しいシンフォニーを奏でるような、そういう世界です。人と人とのつながり、人とそれ以外の生命あるものとのつながり、人と環境とのつながり、そういうつながりを生み、整えていくのが、コアジサイのエッセンスの大きな特徴であり、素晴らしい贈り物なのではないかと思います。

●コアジサイを活用するために

コアジサイのエッセンスをフルに活用するためには、事前に潜在意識をきれいにするエッセンスをとっておき、そのあとに使うことをお勧めします。そうすると、現実化の過程がとてもシャープになります。また、自分にとって本当に必要なものとつながれます。ですから、まずはヒサカキのような浄化系のエッセンスを使っておくといいでしょう。

＊エッセンス体験＊

●前世の記憶がよみがえる

私がはじめてコアジサイのエッセンスをとったとき、ある女性の友人とのコミュニケーションというテーマが浮上してきました。コアジサイのエッセンスのサポートによって、前世における彼女との悲恋を思い出したのです。そして、そのときのお互いの傷が、現世においてコミュニケーションがうまくいかないという問題に影響を与えていたことに気づきました。
そのときに書いたレポートの一部を抜粋します。

彼女との関係性のなかで
ブロックとなっていたものが何かを
理屈ではなく深く理解する。
あらわれたのは、魂の記憶の断片でありながらも、全体を含んでいて、
その一エピソードに触れたことで、
いまの私たちに影響を与えている転生全体の情報が、
体のなかでオンになっているのがわかる。
スイッチは入った。
きっとこの関係は、このブロックは、
やさしく解けていく。そんな予感がする。

このとき、コアジサイは時空を超えて、魂の歴史をはっきりと見つめるエッセンスでもあると感じました。
コアジサイは前世療法や、潜在意識を探るセラピーのサポートにいいエッセンスです。いまこの瞬間にブロックとなっているテーマに関して、そのヒントとなるエピソードを、潜在意識に深く、かつ安全にダイブして、その情報をよみがえらせてくれるのです。

私がこのエッセンスをとったときに見えたのは、暗闇のなかに光るロープが垂れているイメージでした。何本かあるロープのなかのひとつが、チカッと光りました。そのロープに手を伸ばしてつかんだとたんに、前世の記憶がよみがえってきたのです。
これはいくつかのテーマのなかで、いま癒せる最優先のものはこれだというふうに、コアジサイのエッセンスが教えてくれたのだと思います。光るロープは

潜在意識のなかに眠る必要な情報にたどり着くための目印です。それをたぐり寄せて潜在意識の情報に触れることで、それは瞬時に現在に反映され、適切な癒しが起こります。このように、コアジサイのエッセンスは、そのときに必要な記憶を、必要な分だけ、無理をせずにやさしく掘り起こせるように導いてくれるわけです。コアジサイのエッセンスは前世からの癒しに取り組むときに、とても安全性が高い方法だと思います。

コアジサイのエッセンスを使ってある人に変容が起きると、使っていない魂の友にも変化が起こります。正しくは、その人の気づきにより、二人の関係性が変わり、その結果として相手の心情や態度に変化が起こるわけです。このように、コアジサイは時間を超え、次元を超えて、縁の深い魂同士の傷を癒し、持ち越してきたテーマを乗り越えて、新たなステージへと誘うエッセンスなのです。

そうやっていろいろなことを思い出したあと、ハートのまわりがやわらかく、やさしいピンク色に変わっているのを実感しました。そして、ほっとした気持ちになり、その友人との関係を先に進ませる道が、やさしく開きはじめたのだと思いました。

翌日、その友人から突然メールが届きました。もちろん、その人にコアジサイのエッセンスをとってワークをしたことは、まったく話をしていません。ふだんはめったにメールでやりとりすることはない人で、とても短い文章でしたけれども、それを読んでハートがあたたかくなったことを覚えています。

このときの体験では、悲恋というテーマも、実にアジサイらしいと思います。エッセンスをとっていた時点では、そのことには気づいていませんでしたが、あとからアジサイについて調べていくと、アジサイが悲恋と深いかかわりがある植物であることがわかりました。

●グループとのコミュニケーション

いまのケースは個人とのコミュニケーションが課題でしたけれども、コアジサイのエッセンスにはグループとの関係やコミュニケーションというテーマもあります。それも、身近な家族や仲間たちだけでなく、ふだん会えないような遠方のグループとの結びつきを強めてくれるのです。

これは私自身も体験していますし、けっこう多くのケースもあります。いくつかのシンクロニシティが重なって、さまざまな縁がつながっていくのです。人やグループだけでなく、人以外の土地であるとか、その土地を見えないレベルでサポートしている精霊とか、何らかのエネルギーをもつあらゆるものとの結びついていき、コミュニケーションが深まっていきます。なおかつ、その輪が大きく広がっていくのです。

しかもその展開にはスピード感があります。コアジサイは水星と関係していますが、水星は公転速度の速い天体なので、エッセンスを使うとぱっと現実化して、瞬時につながるようなところがあります。あれよあれよという間に、さまざまなものとつながっていくのです。

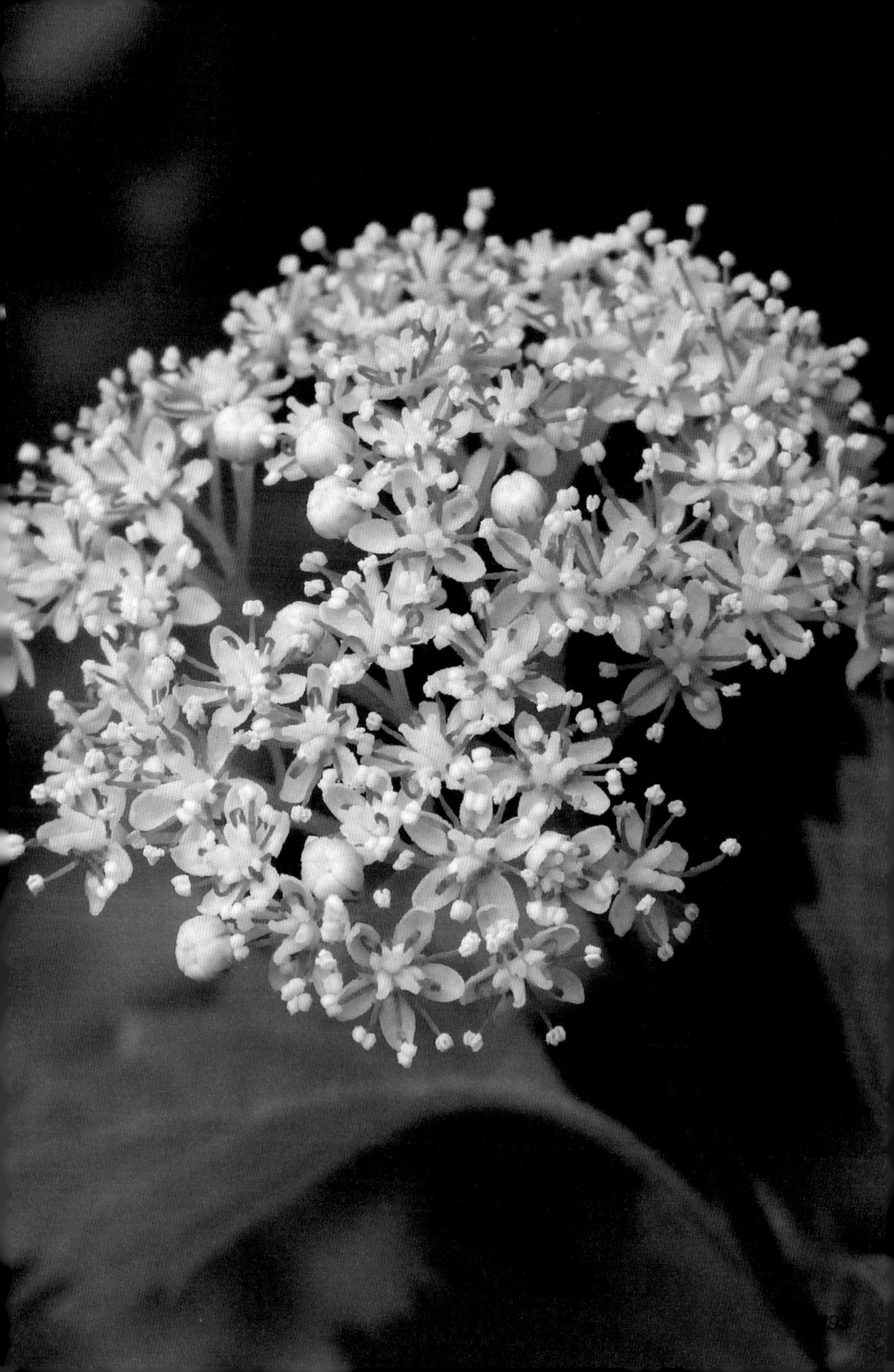

チャノキ

Camellia sinensis

12の花ごよみシリーズ 9月

キーワード

静寂・休息・認識の光

調和した状態

静寂と休息。自分のまわりに起きる出来事を冷静に分析できる。直観力の向上。高次の世界からの導きを受け取れる。

不調和な状態

ストレスの多い忙しい毎日。不安や混乱。動揺に襲われて精神的に不安定。問題の解決策を見出せない。

分　類	ツバキ科ツバキ属
学　名	*Camellia sinensis* (L.) Kuntze
和　名	チャノキ（茶の木）
花　期	9～11月

テーマ

インスピレーション（人生の諸問題の解決策をひらめく）
混乱（毎日の慌しさに混乱する）
静寂（静寂の中で心の休息をとる）
知恵（人生の諸問題を解決する知恵を得る）
不安（慌しさの中で不安を感じる場面が多い）
冷静（まわりの出来事を冷静に認識する）

肉体・エネルギー面

甘味。
空腹感。
体があたたかくなる。
リラックス。
体が重い。
ふわっとした浮遊感。

感情・精神面

気持ちが軽くなる。癒される。
気持ちの安定。
「そのままでいい」。
緊張せず自然にいられる。
泣ける。
緑の野原、白い花。
風、光、妖精のイメージ。

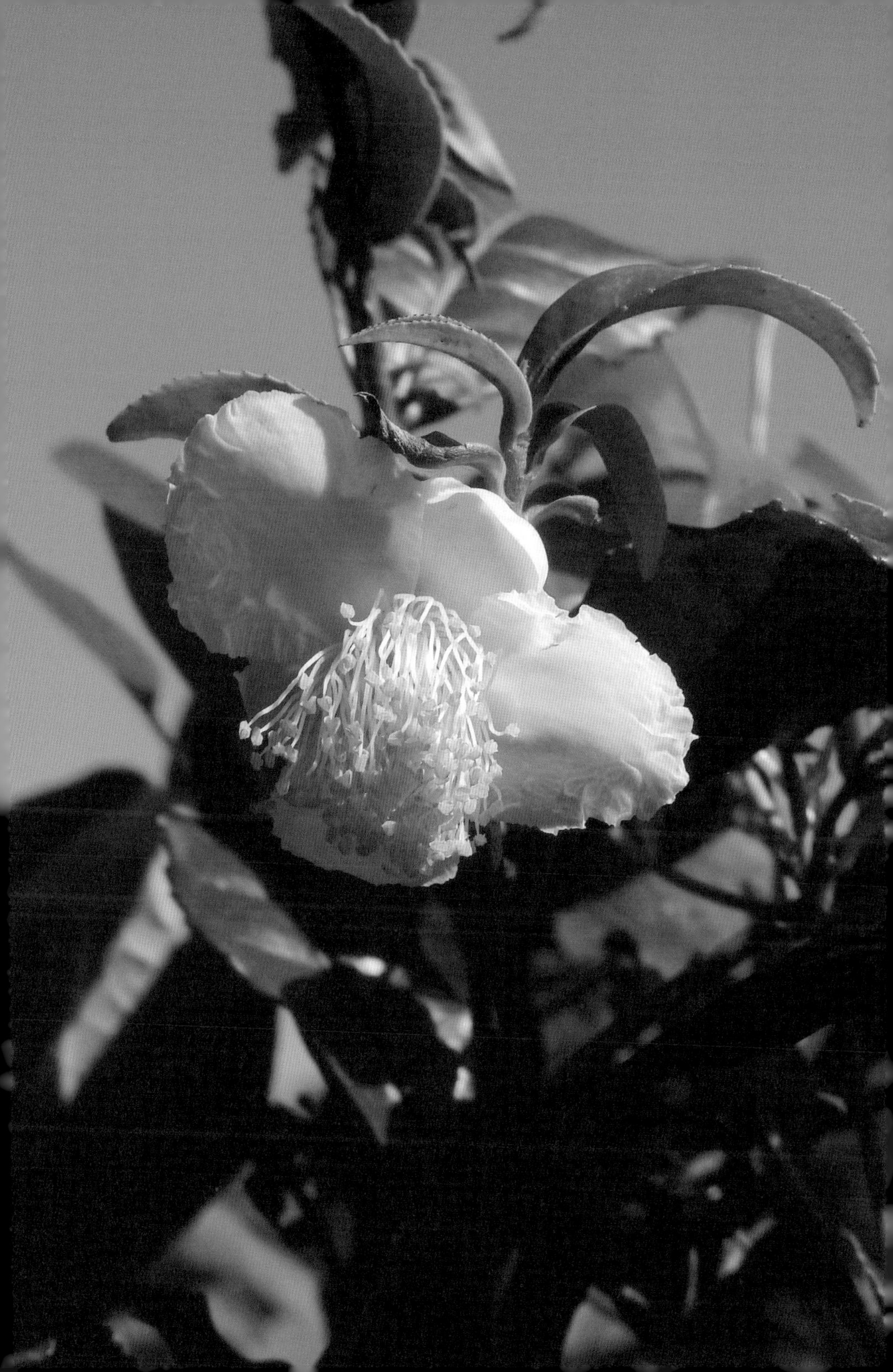

＊植物の特徴＊

チャノキはツバキ科ツバキ属の常緑低木です。ヤブツバキやサザンカと同属なので、花や種子がよく似ています。

チャノキの原産地は中国西南部からベトナム、インドにかけての地域とされていますが、詳しくは不明です。近年では、中国の雲南省あたりをチャノキの原産地とする説が有力です。

種小名の *sinensis* は「中国産の」という意味です。チャノキの「チャ」という名前は、この植物が中国の北方系の言葉や広東語系で「チャ」と呼ばれることに由来します。英語では「ティー」といいますが、これは福建語系の「テー」が語源です。ちなみに、「茶」という漢字はもともと「荼」と書き、苦い植物を指す語でした。

チャノキには中国に分布する低木のものと、インドのアッサム地方に分布するアッサムチャという変種があります。中国のチャノキは丈夫な枝や短い茎をもち、茶畑で栽培されているものは高さ 1m 前後に刈り込まれますけれども、野生のものは崖地などに生育して、高さ 6m ほどになります。多少の耐寒性があるため、インドやセイロン島、台湾の山地のような高所の栽培も可能です。アッサムチャは樹高が 8m から 15m に達します。

日本では四国や九州の山地に「ヤマチャ」と呼ばれるチャノキが生育しています。近年、その実態について調査したところ、日本に自生するチャノキではなく、渡来したものであることが明らかになっています。

チャノキが日本に伝えられた時期は、はっきりとしていませんが、奈良時代にはすでに渡来していたといわれています。古くから栽培されており、茶畑や生け垣、公園などに植えられています。人里近い林地で野生化したものを見かけることもあります。

チャノキは寒さに弱いため、日本では温暖な地域で栽培されます。静岡や九州が産地として有名です。やせた土地には強く、酸性土壌を好みます。日射量が少ない環境でも生き延びられるという性質もあります。

葉は長さ 5cm から 7cm くらいで、縁には鋸歯があり、先端がわずかに尖っています。生のまま食べると、ほろ苦い味がします。でも美味しいです。花期は9月から11月にかけてで、白い5弁の小さな花を咲かせます。果実には浅い溝が3本あり、なかには3個の種子が入っています。地図記号では茶畑を三つの点で表示します。それはチャノキの果実に入っている3個の種子に由来するものです。

お茶として飲む以外にも、チャノキはさまざまに活用されてきました。平安時代から江戸時代まで、チャノキは染料として用いられていました。茶色というのはもともとチャノキの葉の色だったそうです。それが時代とともに利用されなくなり、より色を出しやすい別の染料に置き換わっていったわけです。

●茶にまつわる伝承

古くから人々に利用されてきたチャノキには、さまざまな伝承があります。

茶は仏教と密接に関係しています。寺院にはよくチャノキが植えられています。インドの達磨大師は、7年間にわたる不眠の修行をするなかで、あるとき睡魔に襲われました。そのとき、達磨大師がチャノキの葉を数枚摘んで噛んだところ、眠気が失せて覚醒状態になったそうです。

中国では中医学の歴史よりも中国茶の歴史の方が長いといわれています。

中国の伝説では、農業と薬草の神である神農が、木陰で湯を沸かしているときに、そこに一枚の木の葉が落ちて、それがなんとも素晴らしい香りがしたことで、茶を発見したといわれています。

チャノキの原産地である雲南省南部には、樹齢800年、樹高9m、幹の直径が1mという「茶樹王」と名づけられた木がありました。ほかにも雲南省には樹高30mを超える茶の大木もありますし、1996年に発見された古茶林には樹齢2,700年を超えると推定される木もあります。そうすると茶樹の栽培は相当な歴史をもつことになります。

ちなみに、中国には猿をならして葉を摘ませたお茶があるそうです。猿が木に登って茶摘みする姿を見てみたいものです。

●ホメオパシーのレメディー

ホメオパシーには、テアというチャノキのレメディーがあります。インナーチャイルドを癒す代表的なレメディーとして、メリッサ・アスリム（1942-）の著書『マッド・ハッターズ・ティー・パーティー』にも紹介されています。

> 茶を生産するように品種改良された Thea sinensis の別の写真があった。それは２～３フィートでゆがめられ、茶葉を作り出すために刈り込まれていた。それは持っている潜在能力のすべてを出すことなど決してない。常に芽を摘まれ、７日間だけ成長を許され、そこから摘まれてしまう。
> （アスリム『マッド・ハッターズ・ティー・パーティー』p.22）

「このレメディーが創造的な子供を抑圧することを示しているのが私にはわかる」とアスリムはいっています。この感覚は、きれいに刈り込まれた茶畑へ実際に行ってみると、何となくわかるでしょう。さらに興味深いのは次のくだりです。

> 木がより人の支配を受け、本来の生命が抑圧されればされるほど、その木と関わっている社会において、そのことが反映されるということである。木が摘まれ芽が摘まれると、子供も摘まれてしまうということである。
> （前掲書 p.24）

私たちが毎日のように飲み続けているお茶、それを生み出しているチャノキの木を、私たちがどのように扱っているか。それが私たちの精神性をあらわしており、また私たちの社会の写し鏡でもあるということです。

ちなみに、こうした栽培植物の悲しみのようなものは、畑で栽培されていない野生のチャノキにも情報として入ると私は考えています。

では、テアのレメディーはどんな症状に使われるレメディーでしょうか。アスリムの本からプルービングによるレメディー像の一部を紹介します。

殺すことへの恐怖
自殺への恐怖
自分の子供を殺すのではないかという恐怖（「精神」の項目で唯一太字のもの）
自分の子供を火の中に投げ込みたいという突然の衝動／欲望
窓から飛び降りるというような自殺的性質
少年・少女を殺す夢
殺人の夢から目を覚ます喜び
子どもが殺される夢
あたかも駆り立てられるような感じ：
自分の子供を洋服と一緒にボイラーにくべる
パンを切っているときに赤ん坊の喉を切る
赤ん坊を下の階に放り投げる

（前掲書 p.25）

これらについて、アスリムは次のように解釈しています。

私はこれらの症状はインナーチャイルドを殺す表現のように感じる。もしこれが苦しみ傷ついた記憶を持つわれわれの一部だとすると、われわれの内にあるこうした部分をも殺したいという欲望は、特に苦しみを表現することを良しとされていないわれわれの社会において、とても強いものとなる。

（前掲書 p.25）

テアのレメディーが合う人は、ティーパーティーが大好きです。日本であれば、カフェや自宅で友人と頻繁にお茶を飲む人たちです。そういう場というのは、ともすれば表面的に当たり障りのない会話に終始して、深いつきあいができません。そこには悲しみがあります。

テアのレメディー像には、流暢にかつリズミカルにおしゃべりをしたり、陽気に絶え間なく笑ったりするかと思えば、神経質になって自信をなくしたり、むっつりして会話を嫌ったりと、矛盾した像があります。
　これは、現代の日本人女性にとって、よくあることなのではないでしょうか。たいていの人が日常のなかで思い当たるのではないかと思います。
　私たち日本人は、程度の差こそあれ、ほとんどの人がお茶中毒であるといえます。本来の創造性の芽を摘まれ、自由な成長を妨げられた悲しみをもちながら、それを表に出すことなく、テンポよく軽快に他者とコミュニケーションをとろうとします。内なる情熱はつねに刈り取られていきます。これはテアのレメディー像そのものです。そのパターンを外すきっかけを作るのが、テアのレメディーになるわけです。

　ホメオパシー的な視点で見ると、お茶中毒の人は栄養不足になっています。お茶にはフッ素が微量に含まれていて、食事中に飲むと鉄の吸収が阻害され、亜鉛が吸収されなくなります。
　お茶にはコーヒーの３倍のカフェインか含まれているといわれています。カフェインはお茶やコーヒー以外にも、ココアなどの飲み物のほか、チョコレートなどにも含まれます。カフェインの覚醒作用は昔からよく知られていると思いますが、それだけでなく交感神経を刺激して自律神経のはたらきを高めたり、集中力をアップさせて仕事の能率を高めたり、疲労回復、運動能力の向上、尿の排泄を促す利尿作用などがあったりします。ただし、過剰摂取をすると胃に負担をかけて、胃もたれ、不眠、頭痛を引き起こすなどの副作用もあります。
　さらにとり続ければカフェイン中毒にもなります。カフェイン中毒になると、胃痛や吐き気、心拍数が上昇して、呼吸が早くなり、パニック状態になることがあります。痙攣を起こしやすくなって、足がつり、歩行が困難になったり、頭痛、頻尿などの症状が出ることもあります。精神的にも落ち着かなくなって、不安になったり、反対に気分が高揚しすぎて多弁になったりすることもあります。一時的な不眠もカフェイン中毒による症状のひとつです。重症になると精神錯乱、妄想、幻覚、幻聴、パニック発作なども起きます。
　ちなみに、急性中毒を起こすカフェインの摂取量は、コーヒー一杯を 150cc とすると、およそ 14 杯分です。慢性中毒になるカフェインの摂取量は１日およそ 250mg。これはコーヒーにすると 3、4 杯の量になります。この程度の量であれば、摂取している人も少なくないのではないかと思います。よく、胃痛や頭痛、不眠といったカフェイン中毒様の症状があるときに、日ごろから飲んでいるお茶の量を減らすと、それだけで治ってしまうことがあります。こういう人は慢性カフェイン中毒、慢性お茶中毒なのかもしれません。

慢性お茶中毒の人がテアのレメディーをとると、生命エネルギーにスイッチが入り、体に気づきが起こることによって解毒が進んでいきます。

本格的にお茶の解毒をするときには、テアのレメディーのほかに、低いポーテンシーで栄養サポートを加えるといいでしょう。カルクフロアやフルアックの 12X、ファーランフォス（Ferr-p. ／リン化鉄）、亜鉛のレメディーであるジンカムメット（Zinc. ／亜鉛）やジンカムミュア（Zinc-m. ／塩化亜鉛）などを一緒に使うのです。またカフェインの害にはナックスボミカ（Nux-v. ／マチンシ）なども合うので、そこに混ぜてもいいでしょう。

＊エッセンスの質＊

●第3チャクラと第7チャクラに作用

チャノキのエッセンスの性質ですけれども、肉体面やエネルギー面の指標として、ふわっとした浮遊感、甘味、空腹感、体があたたかくなる、リラックス、体が重い感覚などがあります。感情面や精神面では、そのままでいいという感覚、気持ちが軽くなる、気持ちの安定、緊張せずに自然でいられるといった要素と関係しています。

チャノキのエッセンスは第 3 チャクラと第 7 チャクラと関係します。それはチャノキの花を観察するとわかるでしょう。チャノキの花には、白い花弁からはみ出すように、黄色い雄しべが見えます。色でいうと、白色とともに黄色が強く印象に残る花です。黄色は第 3 チャクラの色です。実際に、エッセンスをとったあとに自分の意識の動きを見ていくと、第 3 チャクラと第 7 チャクラに、ダイナミックに作用している感じがして、焦りの気持ちが消えて落ち着いてきます。この感覚はパッシフローラやバレリアナなどのような、神経系に作用するホメオパシーのレメディーやマザーチンクチャーをとったときに近いものです。

●お茶の害に

チャノキという植物は、いつでも私たちにミラクルな力を差し出してくれます。この植物に、私たちはどれほど支えられてきたことでしょうか。チャノキとのかかわりは、私たち個人のレベルでもかなりの時間になりますけれども、人類の歴史的に見たならばその記憶は膨大なものなります。

チャノキには素晴らしい薬効があります。しかし、薬効のあるものを物理的に摂取する場合、それが体によい影響を与えるものであったとしても、その量や頻度について考えなければいけません。過剰に摂取すると体が慣れて効果があらわれなくなることもあります。そういう場合に、エッセンスを使うことができます。

アメリカのフラワーエッセンスメーカー FES にラベンダーのエッセンスがあります。これは神経を穏やかに鎮めるエッセンスですが、ハーブやアロマテラピーでラベンダーを使いすぎて以前のように反応しなくなったときのリセットにも使えます。それと同じように、チャノキのエッセンスもお茶の解毒に効果があると推測しています。もちろん、お茶の解毒に関してはホメオパシーのテアの方がより向いていると思いますけれども、エネルギー的なレベルでチャノキのエッセンスもいいのではないでしょうか。

＊エッセンス体験＊

●気持ちを鎮める

私がチャノキのエッセンスをとったとき、はじめとても静かな気持ちになりました。そのあと、深いトラウマが表出したのですが、静かな意識状態になることで、それを受け入れる準備がすでにできている感じがしました。

予期不安でパニックになっているとき、チャノキのエッセンスを飲むと、落ち着くことがありました。たとえば、心配性なアージニットタイプの人が、イベントの前夜にパニックになっているときに、気持ちを鎮静させるといった使い方ができます。

私自身、感情がざわざわと乱れているときにとったところ、白い日傘のような光におおわれるイメージが見えて、とても安心できました。まるでチャノキの白い花が、体の上部をおおってくれて、特にマインド面で守られている感じがしました。すると、それに続いて、第３チャクラのざわざわした感覚が鎮まったのです。それはまるで一切の波が立たない穏やかな湖の湖面のような感じでした。

そのとき、お茶がいらないと感じたので、カップを片付けました。それから、集中力がひじょうに高まり、パソコンの前に座って作業に没頭できました。すると、いつもなら近寄ってくる２羽のセキセイインコが、私にまったく近寄ってこなかったのです。インコたちは自分たちの遊び場に集中していました。これは、私自身の意識とオーラが強くなったことで、邪魔をされなくなったのだと思います。眠気もなくなり、とてもクリエイティヴになった感じがしました。それが私にとって最初のチャノキのエッセンス体験でした。

●感情が波立たなくなる

もう一つ、体験談を紹介します。友人と二人でチャノキのエッセンスを飲んで外に出たところ、男性が運転していた自転車とぶつかりそうになりました。実際にぶつかることはなくて無事だったのですが、その男性に大声で罵倒されました。

ふだんの私であれば、ショックと恐怖でフリーズしてしまうところです。ところが、このときは穏やかに「ああ、すいませんでした」とすぐに声が出たのです。自転車はそのまま走り去っていきました。

次の瞬間、私が直感的に感じたのは、「ああ、彼は怖かったのだ」「私をひきたくなかったのだ」ということでした。そのことに気づいたとたん、波立ちそうになった感情はきれいに鎮まり、自分のなかにある湖が青く澄んでいくのを感じました。そして、直前の出来事がプラスもマイナスもなく、ただ起きたことでしかないという気持ちになったのです。

一緒にその場にいた友人も、やさしく笑いながら、「あんなに怒らなくてもいいのにね」といいました。そして、まるで何事もなかったように、二人でその場を離れました。

そのあと、友人と別れて一人になり、駅のホームで電車を待っていました。

すると、私は昔から男性の怒鳴り声が怖かったことが思い出されました。ドラマや映画でもそういうシーンを見ることが苦手でした。でもその原因となると、私の父は声を荒げることはありませんでしたし、学校の先生や近所の人たちにもそういう人はいませんでした。

そう考えているうちに、私の祖父のことを思い出しました。私は高齢になった祖父しか知らないのですが、かつては岩手県の山奥で町議をつとめ、見かけは地元の名士のような人でした。ところがけっこうな酒乱だったらしく、酔うと私の母親を追いかけ回していたそうです。もしかしたら、私は母の長女だったこともあり、母のトラウマを受け取ってしまったのかもしれません。そうすると、チャノキのエッセンスは深いインナーチャイルドの癒しにもよさそうです。実際、私はその日を境に、男性の強い語気に耐性がついてきまして、感情が波立つことが少なくなりました。

●トラウマに取り組む

チャノキは、日常使いするアンチストレスエッセンスとして、とても優秀です。感情がざわざわしているような急性症状のときに飲むと、落ち着いてやるべきことの判断ができるようになります。その判断に基づいて行動した結果、やるべきことに集中できるように、環境も変化していきます。

また、トラウマチックな体験の最中にいる場合には、その体験を乗り越えて人生を進ませるサポートにもなります。

さらには、ふだん意識にのぼらないような、過去の古いトラウマに取り組む力にもなります。チャノキのエッセンスをストレスのないときにとると、過去のトラウマにとらわれたパターンに気づけます。あるいはそれに気づかせるようなイベントが起こることもあります。これは慢性症状に作用しているといえるでしょう。さらに長く使用していると、はじめにマインドが鎮まり、感情が落ち着き、環境の騒々しさも減って、白い光のマントに守られているような安心感に包まれます。その結果、深いところに沈んでいるトラウマに取り組む準備が整います。チャノキはそのトラウマを解消することで、人生をさらに大きく前進させるのを助けてくれるエッセンスではないかと思います。

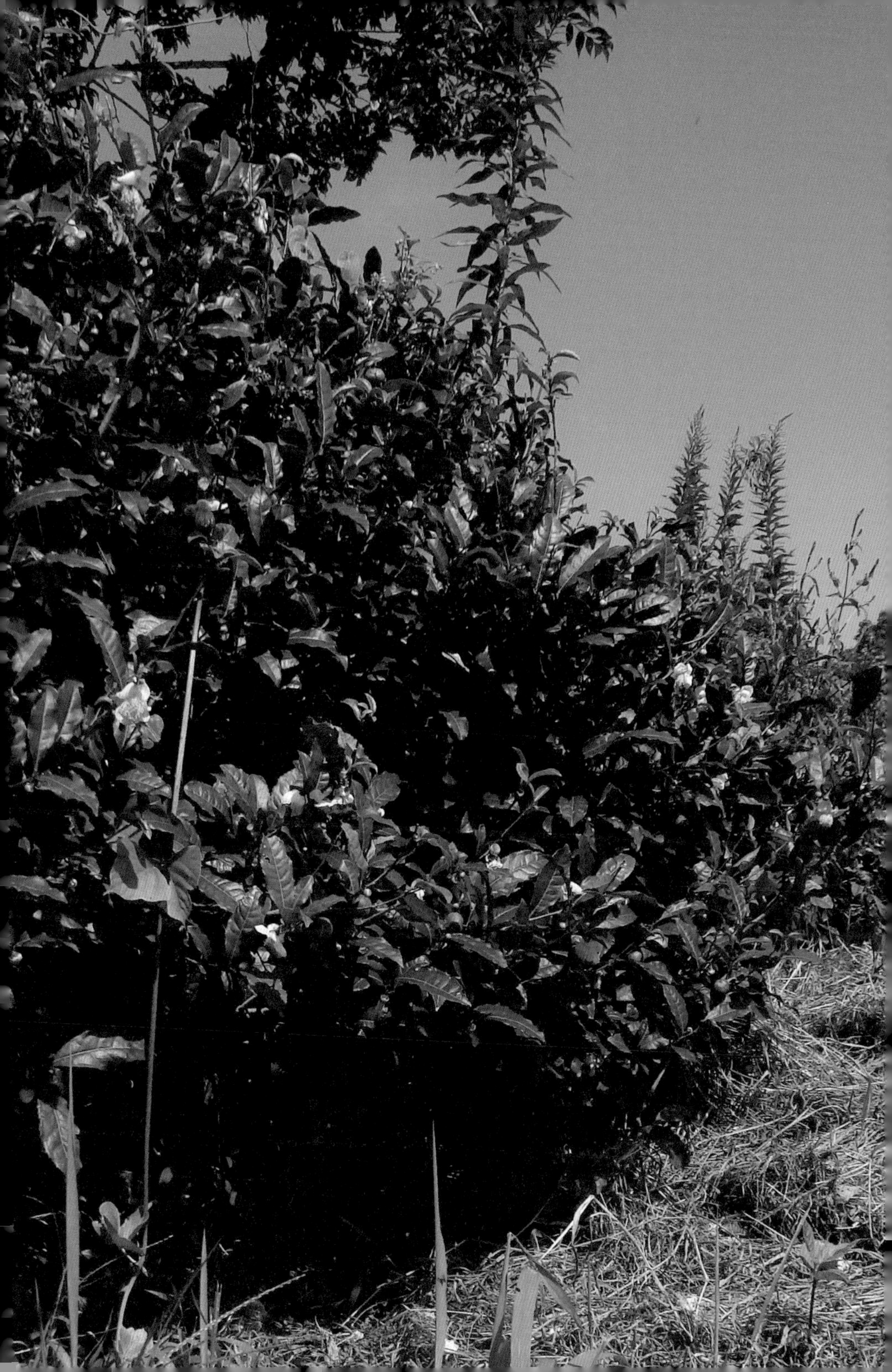

ヒイラギ

Osmanthus heterophyllus

12の花ごよみシリーズ 11月

キーワード

エネルギーのバランス・
人生の再構築・自己確立

調和した状態

冷静に自分を見つめられる。他人の目を気にしない。人生計画や生活習慣を見直して自分の道を歩み続ける。

不調和な状態

エネルギーの過剰（イライラ、やり過ぎる傾向）。もしくは不足（遠慮、あきらめる傾向）。他人の感情に巻き込まれる。

分　類	モクセイ科モクセイ属
学　名	*Osmanthus heterophyllus* (G.Don) P.S.Green
和　名	ヒイラギ（柊）
花　期	11～12月

テーマ

怒り（心のとげとげしさ。焦り、苛立ち）
混乱（エネルギーバランスの乱れ。過剰と不足）
消極的（エネルギーを抑制。他人に遠慮しがち）
転機（人生計画の見直し。夢をあきらめない）
冷静（感情やエネルギー渦に巻き込まれない）

肉体・エネルギー面

口腔、口内炎。
背中。
尾骨。
胃、暴飲暴食。
免疫。
エネルギーのバランス。

感情・精神面

自分の意志を貫く。
どっしりとした落ち着き。
堂々としていられる。
冷静。
人生設計を見直す。
襲われる夢。

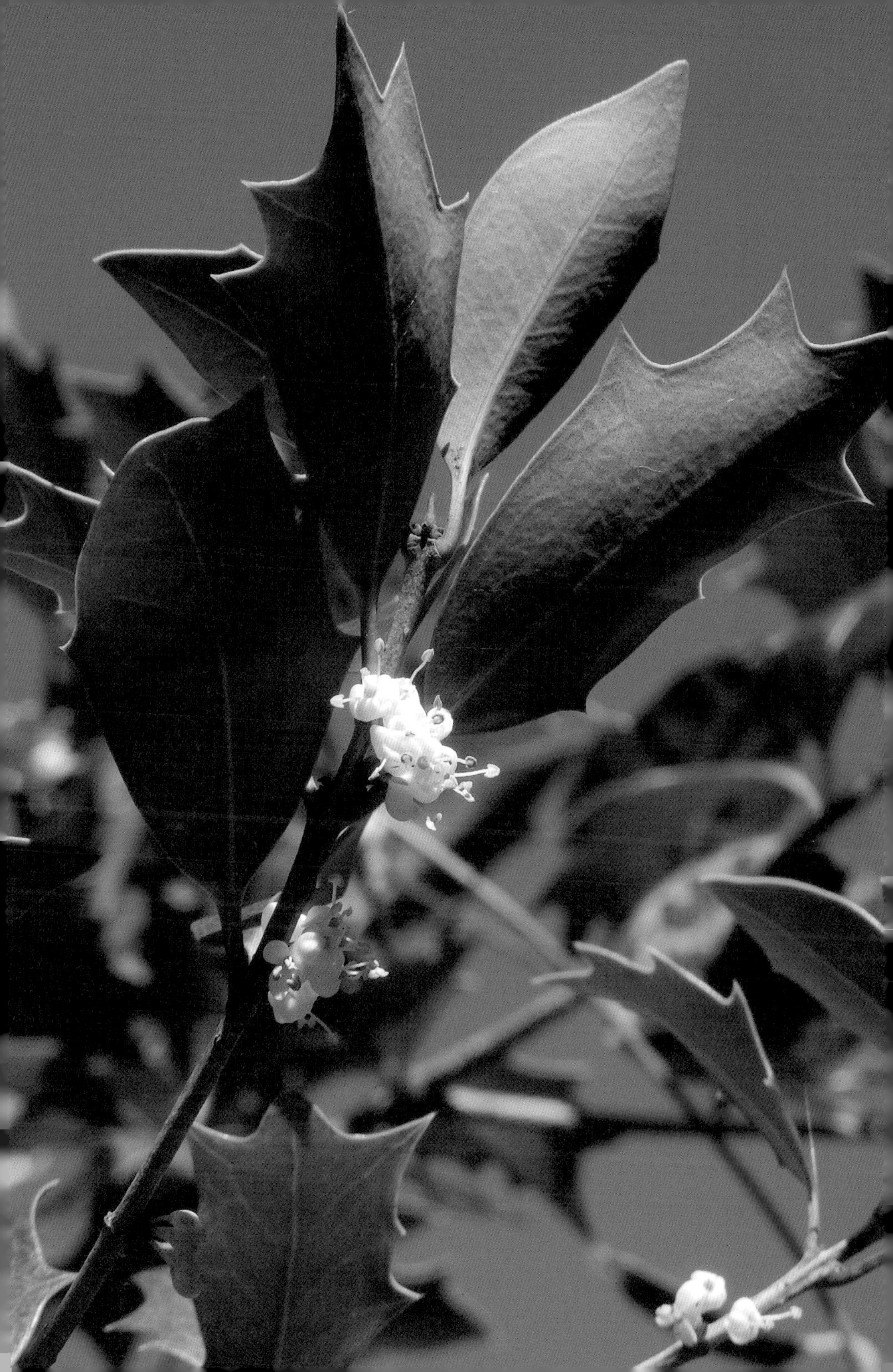

＊植物の特徴＊

●鋭い刺をもつ葉

花ごよみシリーズのエッセンスは、10 月のキンモクセイ、11 月のヒイラギと、この時期はモクセイ科リレーになっています。いずれもモクセイ科モクセイ属の近縁種です。

ヒイラギは常緑小高木で、樹高は 4m から 8m あります。

葉は楕円形で光沢があり、縁にはするどい刺があります。ヒイラギという和名は、この刺に触れると痛いことから、ひりひり痛むことを意味する「疼（ひいら）ぐ」という言葉が語源です。

ヒイラギには、「鬼の目突き」という名前もあります。これは鬼がヒイラギの葉の刺に目を突かれて逃げていったという伝説に由来します。節分の日に、ヒイラギの小枝にイワシの頭をさして、玄関に飾りますけれども、これは鬼がイワシの匂いやヒイラギの葉の刺を嫌うということで、鬼除けにしているものです。

●よい香りを放つ花

ヒイラギは漢字で木へんに冬と書きます。これは冬に花を咲かせることに由来します。花は白色で、小さくてとてもよい香りがします。キンモクセイのような甘さもありますが、ヒイラギの方が少しきりっとしてさわやかな香りです。

以前、公園で満開のヒイラギの花を写真に撮っていたところ、はじめは私ひとりだったのが、どんどん人が集まってきたことがありました。「これ何の花？」「ヒイラギなのね、いい香りね」と、名札を見て驚く人もいて、いつの間にか花を見上げる人たちが群がっていました。

属名の *Osmanthus* はギリシア語の「香り」と「花」の意。種小名の *heterophyllus* は「異なる葉」という意味で、若木の葉は縁に刺があるのに、老木になると葉の刺がなくなって縁が丸くなることから名づけられました。

●ヒイラギとセイヨウヒイラギ

英語では holly osmanthus、あるいは holly olive と呼ばれます。この holly

というのは英名 English holly と呼ばれるセイヨウヒイラギのことです。クリスマスの飾りで使われる植物で、バッチのフラワーエッセンスではホリーという名前でおなじみです。ヒイラギに似ていることから、セイヨウヒイラギという和名がつけられています。

ところが、このセイヨウヒイラギ、日本のヒイラギとは別の植物です。ヒイラギはモクセイ科ですが、セイヨウヒイラギはモチノキ科になります。植物分類的にまったく異なるのです。また、ヒイラギは葉が対生するのに対して、セイヨウヒイラギの葉は互生です。果実の色や果期にも違いがあります。ヒイラギは６月から７月に、楕円形の果実が暗紫色に熟します。セイヨウヒイラギは冬に赤い果実がみのります。

そうすると、ヒイラギとセイヨウヒイラギでは、おのずとエッセンスの質も違ってきます。セイヨウヒイラギのエッセンスであるホリーには、無条件の愛というテーマがあります。そういうテーマは、あまりヒイラギのエッセンスでは強調されません。ただ、見た目が似ているものは似た質があるという理論もありますから、両者のエッセンスの質に共通点を見出せるかもしれません。

＊エッセンスの質＊

●エネルギーのバランスをコントロールする

ヒイラギのエッセンスは、肉体面やエネルギー面では胃、口内炎、暴飲暴食、背中、尾骨、免疫、エネルギーのバランスと関係しています。感情面や精神面では、自分の意志を貫く、どっしりとした落ち着き、堂々としていられる、冷静さ、人生の設計を見直す、襲われる夢などと関係があります。

ヒイラギはエネルギーバランスをコントロールするのに役立つエッセンスです。エネルギーを出し過ぎて暴走するときにも、引っ込め過ぎるときにも、どちらにも使えます。いらいらする人や、せわしない人には、どっしりと落ち着いた気分をもたらします。

また、ホメオパシーのナックスボミカのレメディーのように、暴飲暴食をしたときに使うといいエッセンスです。私の体験でも、友だちとたこ焼きパーティーをして食べ過ぎたときに、ヒイラギのエッセンスを試してみたところ、まったくお腹が痛くなりませんでした。これは消化器系の問題にも使えると思います。

＊エッセンス体験＊

●内なる青年を癒す

私がはじめてヒイラギのエッセンスをとったとき、イメージのなかで元気な男の子と女の子が飛び出してきました。そこはなぜか50年代のアメリカっぽい雰囲気の街で、ふたりはオールディーズファッションに身を包んでいました。

ポニーテールでサーキュラースカートをはいた女の子が「青春時代にやり残したことはないですか？　いまそれをやりましょう!」といいました。その女の子というのは、もちろん私の内なる女の子です。「いまからやろう。全然遅くないから、いますぐやろう!」と、その子は煽ってきました。そういうイメージが見えたのです。

多くの人々は、若いころにエネルギーをもてあましがちです。若さゆえに衝動が抑えられない時期もあります。その時代の癒しがなされていないとき、私たちの内なる青年が暴れることがあります。それはインナーチャイルドよりも、もう少し成長した時代の内なる自分です。ヒイラギは、そういう内なる青年の癒しに使えるエッセンスです。

●夢をかなえる

青年期の癒しということでは、ヒイラギのエッセンスには、自分の夢を探したり、夢を実現したりするというテーマがあります。青年期には、誰もが自分の夢や将来について考えるでしょう。そして、夢に向かって歩くなかで、さまざまな葛藤を経験することになります。そのときに役立つのがヒイラギです。このエッセンスは自分の歩むべき道を定めるときに、自己観察と自己探求を助けてくれます。人生の折々に、自分の歩んでいる道をもう一度確認して、どちらに進むべきかを検討するときに使うといいものです。人生の折り返し地点で方向転換をさせたり、正しい道を進んでいくときのサポートをしたり、私たちが歩む人生の道に立てられた標識の役割をしてくれます。

また、ヒイラギのエッセンスをとっていると「To Do リスト」という言葉が浮かびました。いまやるべきことを決めるときにも、これからやるべきことを決めるときにも使えるエッセンスです。

バッチのエッセンスでいうと、ワイルドオートのような使い方になります。

これはエネルギー的な視点でいうならば、内在するエネルギーをどのような方向に振り分けて使っていくかということになります。

ある朝、私の家族が食事のあとに、出勤の準備をしながら「最近、うつ気味なんだ」と話しかけてきました。

「仕事が楽しくない。楽な部署に異動する同僚がうらやましい」というのです。

「仕事が楽な方がいいの？　それともやりがいが欲しいの？」と私が質問をすると、「やりがいかな」と即答しました。

そこで、私はヒイラギのエッセンスをスプレーしました。すると、「そうだ、やりがいだ。うん、やりがいだ」といいながら、ドアを開けて家を出て行きました。ちょっとやる気が出てきたようでした。

エネルギーをコントロールするヒイラギのエッセンスは、やる気がなくて、うつ状態になっているとき、やる気を起こさせてくれるのです。

その後も、ヒイラギのエッセンスを使っていたところ、新しい人との出会いがあったそうです。その人は、彼が興味をもつジャンルの専門家で、本を出版するなど、精力的な活動をしていました。彼はその人と仕事でかかわることになったのです。それは夢のような話であり、彼はとてもわくわくしていました。

このように、ヒイラギは「夢をかなえるエッセンス」なのです。

オニシバリ

Daphne pseudomezereum

その他のエッセンス

キーワード

執着・固定観念・潔さ

調和した状態

執着や思い込み、信念などからの解放。全体を俯瞰する中で自分らしい在り方や生き方を見出す。シンプルで潔い考え。

不調和な状態

執着心。固定観念に縛られる。その奥に怒りやトラウマを抱えている。

分　類	ジンチョウゲ科ジンチョウゲ属
学　名	*Daphne pseudomezereum* A.Gray
和　名	オニシバリ（鬼縛り）
花　期	2～3月

テーマ

怒り（頑固さに起因する怒り）
頑固（自分の信念や価値観は断じて手放さない）
強迫観念（思い込みや執着が強く、ある考えに固執）
束縛（固定観念に縛られる）
転機（自分らしい生き方や在り方を模索する）
トラウマ（信念で頑丈にブロックされたトラウマ）

肉体・エネルギー面

頭部。
視野が明瞭になる。
味覚。
背中に鈍痛。
高揚感。
体がすっきりする、熱くなる。
肌寒さ。手先が冷える。

感情・精神面

執着を断つ。
思い込みを捨てる。
意識の集中、
意識が明瞭になる。
現実感。

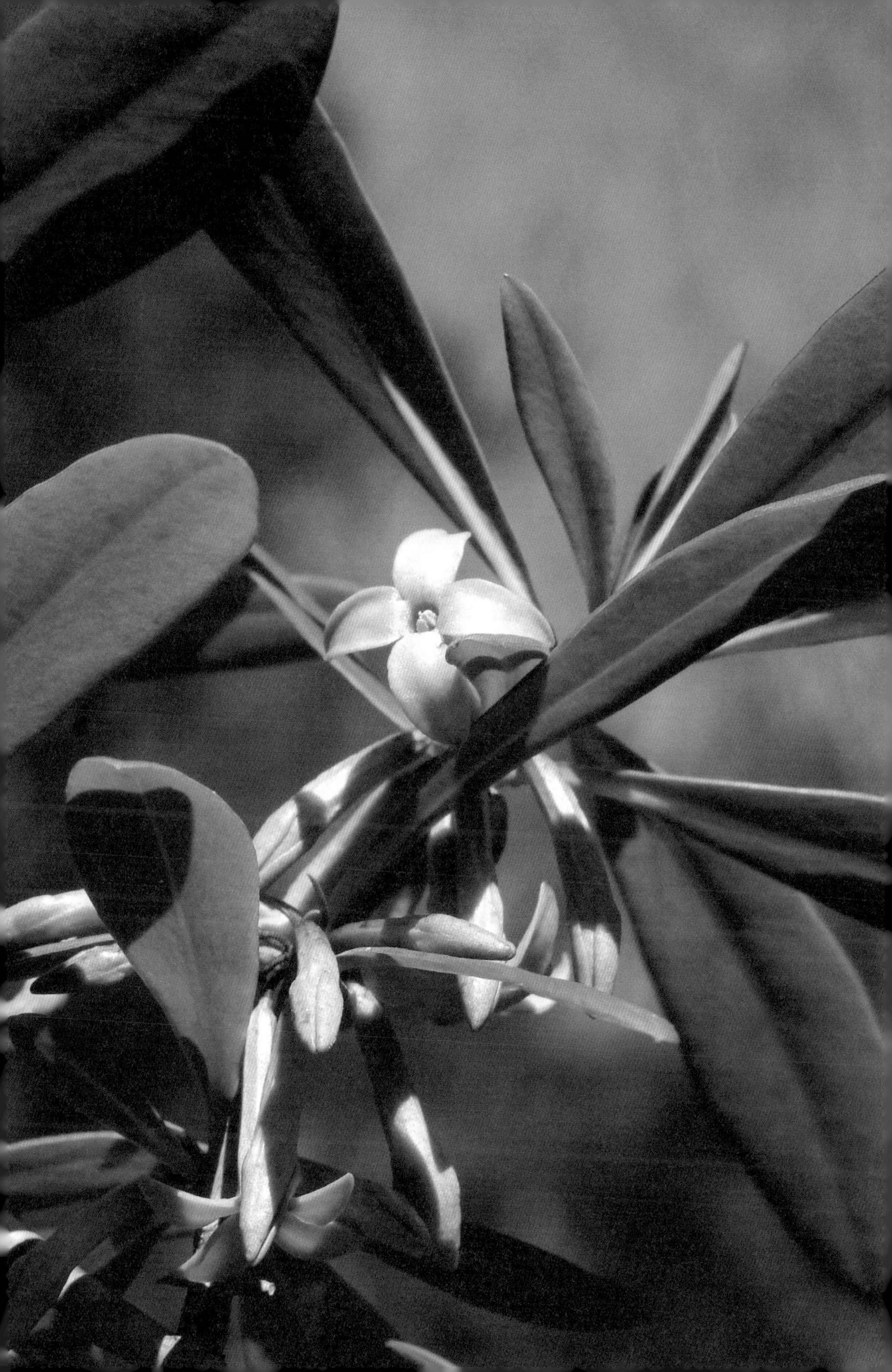

＊植物の特徴＊

●ユニークな名前

オニシバリはジンチョウゲ科オニシバリ属の落葉小低木です。

オニシバリというユニークな名前は、樹皮の繊維が強く、枝を折っても切れないため、怪力をもつ鬼をも拘束できるということからつけられました。

また、「夏坊主」という名前もあります。夏にオニシバリを見ると、葉をすべて落として枝だけになった丸裸の姿になっています。東京都内では、神代植物公園や野川公園、皇居などで見られますので、ぜひ観察してみてください。樹名板を見ないと、何の植物だかさっぱりわかりませんし、そもそも誰も目にとめることなく通り過ぎていくと思います。

●セイヨウオニシバリ

ヨーロッパにはオニシバリの近縁種でセイヨウオニシバリという植物があります。早春に花が咲き、花は紫色をしています。特に果実や樹皮に毒があります。ホメオパシーでは、この植物の樹皮からメザリューム（Mez.／セイヨウオニシバリ）というレメディーが作られます。これは皮膚疾患や骨の障害、神経痛に使われます。精神面では真面目で心配性、ひとりになると不安で、優柔不断になったり、投げやりになったりする人に合います。

＊エッセンスの質＊

●頑固な人に合う

オニシバリのエッセンスは、肉体面では頭部、視界が明瞭になる、味覚、背中の鈍痛、肌寒さ、手先の冷え、体が熱くなるなどの指標があります。感情面や精神面では、高揚感、執着を断つ、思い込みを捨てる、意識の集中、意識の明瞭さ、現実感などのキーワードがあげられます。

エネルギー面では第３、第４チャクラとひじょうに関係があるエッセンスです。第７などの高いチャクラとも関係があり、上にのぼっていくようなエネルギーがあります。

オニシバリの鬼を縛れるほどの繊維の強さは、頑なさをあらわしています。そこから、オニシバリのエッセンスは、頑固に自分のスタイルを曲げない人によく合います。頑固に執着しているものがある人は、なかなかスムーズに変化できません。それを超えようとする場面でぜひオニシバリを使って欲しいです。これは物質、人間関係、環境、仕事などに執着しているとき、必要のないものを手放せるエッセンスです。

実際に試してみるとわかると思いますが、オニシバリのエッセンスを使うとひじょうに柔軟になります。このエッセンスをきっかけに、断捨離のプロセスに入る人も多いです。

オニシバリは執着を断ち切るエッセンスです。人間関係では、近づき過ぎている人とは離れられ、反対に離れ過ぎている人とは近づけるようになります。

新しい環境に飛び込むときや、担当していた仕事を別の人にバトンタッチするときに、オニシバリのエッセンスを使ったところ、とてもよい成果が得られました。

＊エッセンス体験＊

●執着を断ち切る

私がオニシバリのエッセンスをとっているとき、「執着を断ち切らないと真のつながりは生まれない」という気づきがありました。

ちょうどそのころ、家族が大怪我で入院していました。当初は医者から「いつ呼吸が止まるかわからない」といわれるほどの状態でした。その状態を脱してからも、しばらく私は毎日病院に通い、長い時間を病室で過ごしていました。

そんなあるとき、オニシバリのエッセンスをとって、「こんなふうに彼に張りつくのはよくない」と、急に思ったのです。私はピンポイントで必要な世話をすることにしました。それから、病室にある身の回りのものを一気に片づけると、病室の廊下を威勢よく早足で歩いている自分に気がつきました。

そのとき「ああ、オニシバリのエッセンスというのは、こういう感じなのだな」と思いました。

オニシバリのエッセンスを使うと、いますぐに動く力がつきます。実務的なことを素早く片付ける力が湧いてきます。ひじょうに集中力を高めるエッセンスです。センタリングできて、いまこの瞬間に集中できるのです。そして、いまを生きるために、いらないものを捨てられるようになります。反対に過集中ぎみのときには、緩めてくれるはたらきもあります。縛られているときには解けるわけです。ここがオニシバリという名前と関係しているところです。

家族の話に戻ると、その後、彼は転院することになりました。でも、次のリハビリ病院に行くことを嫌がっていたのです。それまでの病院はスタッフたちがいい人で、同室の人とも仲良くなり、その人間関係に執着していたのでした。

転院するにあたり、それまで首につけられていた大きな装具は外されました。血栓予防のために履いていた黒いストッキングも脱ぎました。下着もおむつから通常のものに着替えました。それまでの拘束がなくなり、なんだか本当に自由になった感じでした。リハビリ病院では、食事も自分で食べられるようになりました。もはや怪我人扱いされなくなったわけです。そういうさまざまなチェンジを経験して、これからはここでリハビリをやっていくのだという気持ちになり、彼のリハビリは順調に進んでいきました。

それまでの環境を離れて、新しい環境に飛び込む。その一連の流れを見ていると、私にはだんだんとその流れがありがたく感じられてきて、「これが執着を外すということなのかもしれない」と思いました。そして、私自身も転院に対して前向きな気持ちになってきました。今度の病院の近くには大型のショッピングモールがあるので、そこに立ち寄ってリフレッシュしながら病院に通えるようになりました。そんなふうに、豊かな気持ちをもちながら、目の前の現実にかかわっていけるようになったのです。

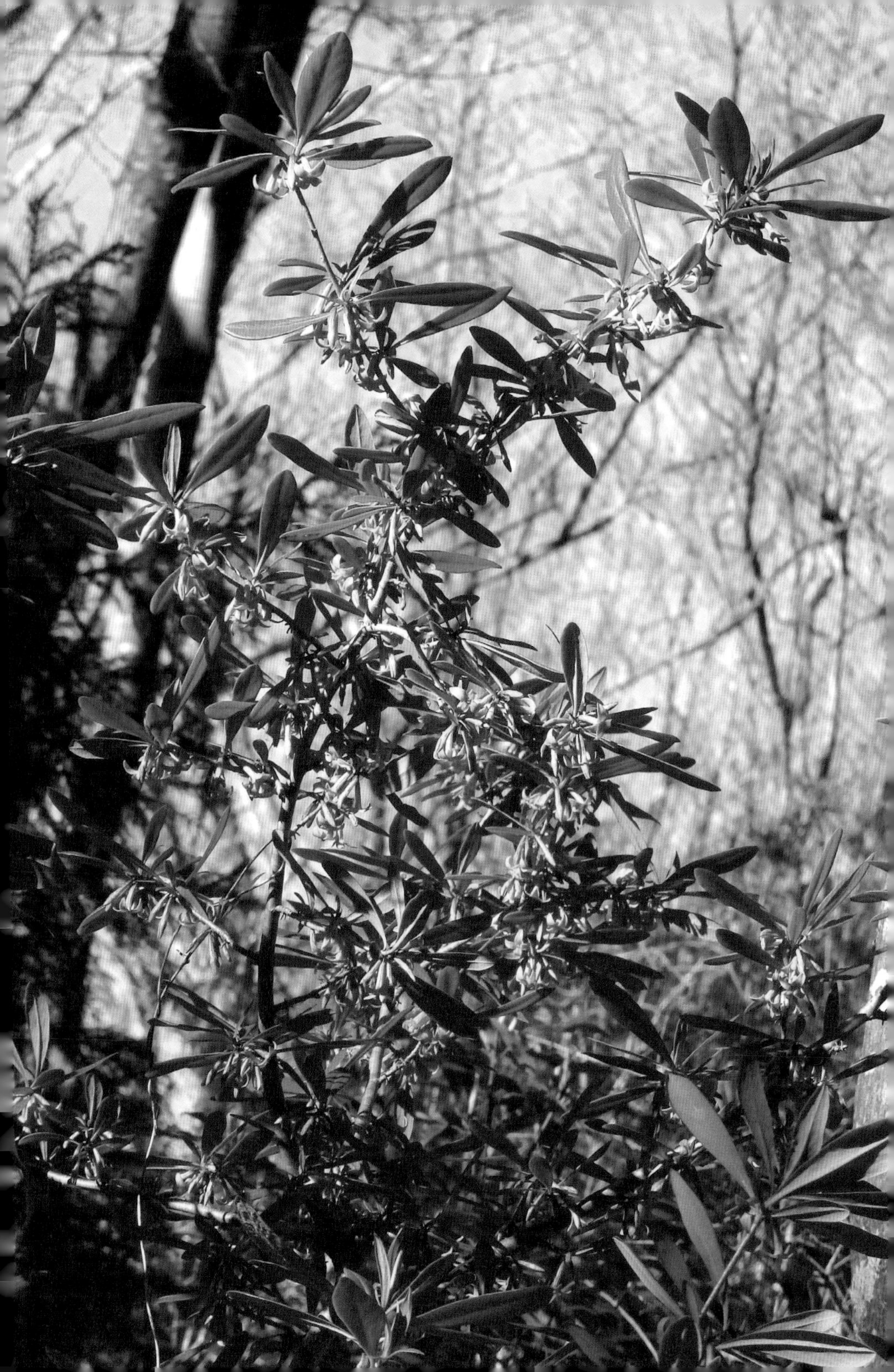

ヒサカキ

Eurya japonica

その他のエッセンス

キーワード

祓い・浄め・意志

調和した状態

祓い。浄め。アイデンティティの保護。境界線の強化。グラウンディング。意志力や行動力、活力が高まる。

不調和な状態

不安感。他人に対する不信感。自己卑下。自分に自信がなく、何をするにもためらう。無関心。

分　類	モッコク科ヒサカキ属
学　名	*Eurya japonica* Thunb.
和　名	ヒサカキ（姫榊）
花　期	3～4月

テーマ

強迫観念（何かが頭に憑いていて離れない感覚）
浄化（憑き物を祓い精神を清める）
消極的（他人の意見に合わせて同調する）
保護（アイデンティティの保護）
グラウンディング（他に支配されたエネルギーを取り戻す）

肉体・エネルギー面

禊。祓い。場の浄化。
頭部、すっきり、ゆるむ。
目、視界が明るくなる。
胸、動悸。
内側から外側に広がる感じ。
体温上昇、手足。
グラウンディング。
陽の力。生命力の向上。たくましさ。
体力がつく。

感情・精神面

アイデンティティの保護。
境界線の強化。
意志力、行動力の強化。
清涼感。
リラックス。自然で落ち着く。
くつろげる。
余計なことを考えなくてもいい。

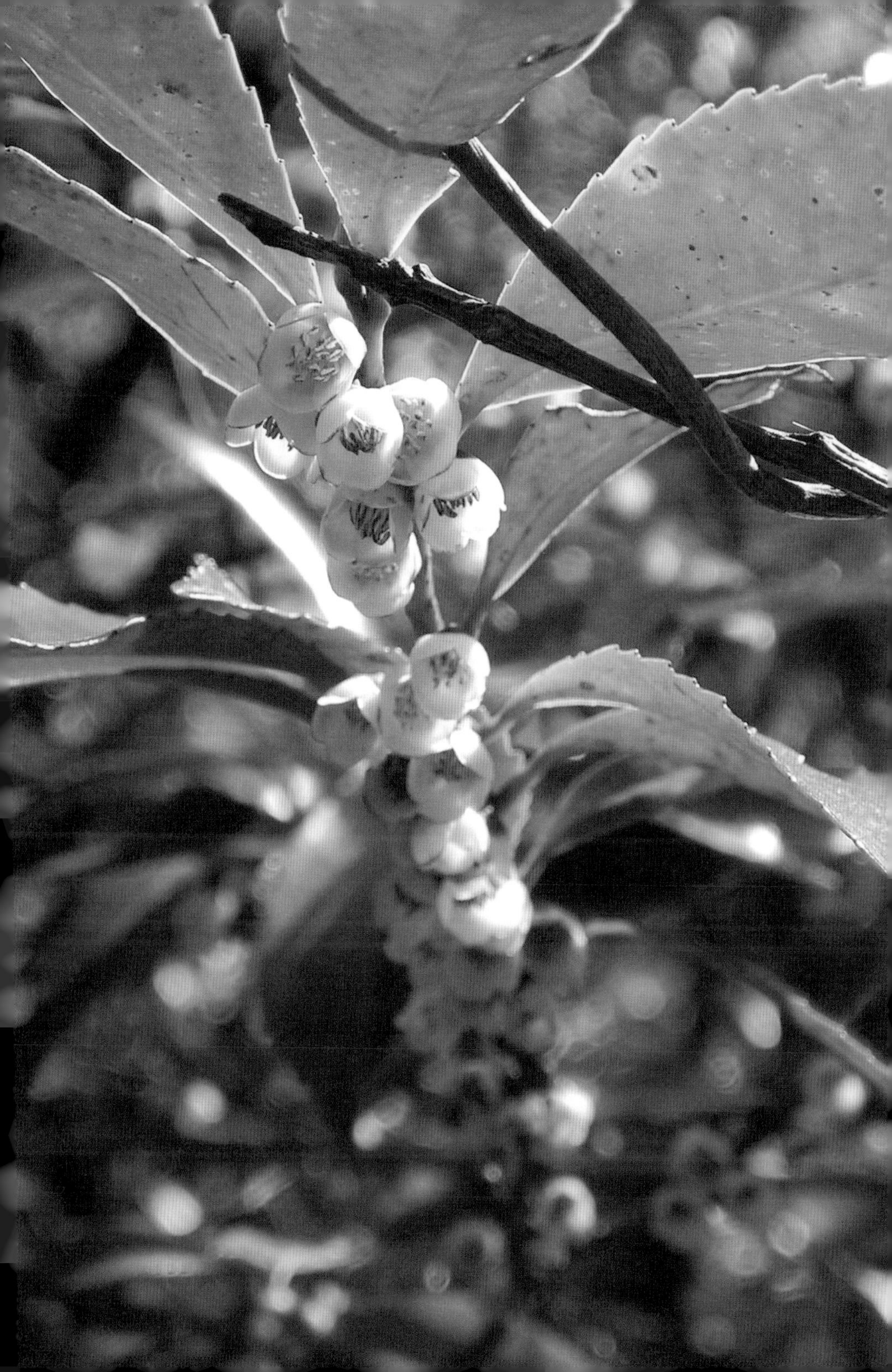

＊植物の特徴＊

●神事に用いられる

ヒサカキはサカキと同じくモッコク科の常緑樹ですが、観察すると両者には違いがあります。葉を比べると、小さくて縁に鋸歯があるのがヒサカキ、やや大きくて表面の光沢が強く縁がなめらかなのがサカキです。サカキの方がちょっと優美な感じがします。

ヒサカキの花は春に咲き、クリーム色で、壺状の形をしています。ひじょうに特徴的な変わった香りを放ちます。サカキの花は６月ころに咲き、甘い香りがします。

明治神宮の参道を歩くと、ヒサカキやサカキがたくさん植えられていますが、どちらも日本では古くから神が降りる依り代として、神事に用いられてきました。枝葉を神棚に供えたり、玉串などに使ったりします。

西日本ではサカキがよく使われますが、関東から北の地方ではサカキが手に入らないため、ヒサカキがよく使われます。

私は東北出身で、学生時代に街の花屋でバイトをしていました。よくお供え用にヒサカキの枝をカットして、形よくまとまるように束ねていました。神棚では月２回取り替えますから、たくさんの束を作りました。そのころから、私にとっては身近な植物でした。

ヒサカキには「神を尊ぶ」「内気」「治癒」という花言葉があります。

＊エッセンスの質＊

●浄化のエッセンス

ヒサカキのエッセンスは、肉体面やエネルギー面では頭部、眼、胸、動悸、体温上昇、生命力の向上、たくましさや体力がつく、グラウンディング、禊、祓い、場の浄化などの性質があります。感情面や精神面では、清涼感、リラックスして落ち着く、アイデンティティの保護、境界線の強化、意志力や行動力の強化、余計なことを考えないなどがあります。

ヒサカキは浄化のエッセンスとして汎用性が高いので、使いどころのイメージは湧きやすいでしょう。とてもわかりやすいエッセンスです。

＊エッセンス体験＊

●墓地で受けた影響を祓う

私の娘は高校生のころ、自転車で通学していました。ある日、学校から帰るときに、急いでいたため、ふだんは使わない暗い墓地のなかの道を通り抜けてきました。すると、帰宅してから「なんだか頭と体が重いのだけど」といって、リビングのソファーでぐったりしていたのです。そこで、ヒサカキのエッセンスを彼女のオーラにスプレーしたところ、とたんに「あ、すっきりした」といって、立ち上がって自分の部屋に戻っていきました。

このように、ヒサカキはひじょうに即効性があるエッセンスです。

また、長期的に使うと、体力増進のはたらきがあり、特に下半身がしっかりしてきて、体力や持久力がついてくる感じがあります。仕事が忙しいときや試験前のようにもうひと踏ん張りしたいときに、お勧めしたいエッセンスです。バイタリティーを高めるクズのエッセンスと一緒に試していただきたいと思います。

付録１　エッセンスの指標（2021年6月現在）

＊花ごよみシリーズ＊

ヤブツバキ（1月）

調和した状態：

傷ついた内なる女性の癒し。母性に目覚める。女神や大地母神のイメージ。落ち着いた大人の女性。充実したパートナーシップ。

不調和な状態：

自分の肉体を嫌悪。女性の否定的な面が目につく。作られた女性像をうのみにする。女性的な本能を否定。充実したパートナーシップ。

ウメ（2月）

調和した状態：

高次の自己とのつながり。瞑想的な静かな心を維持できる。自分に必要なものを選り分けられる。人との適切な距離感を保てる。

不調和な状態：

他人や情報に振り回される。集中を欠く。自分の空間を確保できずにストレスを感じる。周囲との関わりを断ちたがる。

オオシマザクラ（3月）

調和した状態：

緊張が解けてリラックスできる。信頼感と安心感。自然の流れに従う。心を開いて素直に愛を表現する。

不調和な状態：

強い緊張感。物質世界に対する執着と葛藤。こだわり。愛に関する問題。他人に対する嫉妬心、競争心、警戒心。

ヤマブキ（4月）

調和した状態：

インナーチャイルドを癒して自立できる。自分らしさに自信が持てる。決断力や実行力が高まる。

不調和な状態：

過去の悲しみを手放せない。インナーチャイルドの問題。何か物事をはじめようにも腰が重い。ためらいがち。

フジ（5月）

調和した状態：

魂の優雅さ。世俗の陰険さを離れた、穏やかで平和な境地。

不調和な状態：

執着、嫉妬、虚言、二枚舌、秘密主義など、陰険な感情や態度。それらが渦巻く環境に巻き込まれて葛藤する。

コアジサイ（6月）

調和した状態：

宇宙に偏在する情報にアクセスし、必要な情報を受け取れる。過去の記憶の統合。トラウマの癒し。ワンネス。

不調和な状態：

潜在意識にブロックがある。停滞感。アイデアの枯渇。人とのコミュニケーションにためらいがある。

ネムノキ（7月）

調和した状態：

繊細さ、感受性、直感力などの女性原理のはたらきが高まる。イメージの世界が広がる。女性的な魅力を輝かせる。

不調和な状態：

睡眠障害。悪夢。精神面における女性原理の否定。女性的なものに対する偏見。パートナーシップの問題。

ヤマハギ（8月）

調和した状態：

慎みの中に自分を表現できる。秘めた情熱。柔軟な精神。大胆さと謙虚さのバランス。トラウマからの回復。

不調和な状態：

トラウマから慎重になり過ぎる。自己表現ができない。繊細で失敗や孤独を恐れる。

チャノキ（9月）

調和した状態：

静寂と休息。自分のまわりに起きる出来事を冷静に分析できる。直観力の向上。高次の世界からの導きを受け取れる。

不調和な状態：

ストレスの多い忙しい毎日。不安や混乱。動揺に襲われて精神的に不安定。問題の解決策を見出せない。

キンモクセイ（10月）

調和した状態：

気分の軽さ。清々しさ。わくわくする。気持ちが上向く。明るく楽天的な見方。未来への希望や期待。太陽の下にいるような幸福感。

不調和な状態：

気分の重さ。落ち込み。嫌なことが起こりそうな予感。虚しさ。悔しさ。

ヒイラギ（11月）

調和した状態：

冷静に自分を見つめられる。他人の目を気にしない。人生計画や生活習慣を見直して自分の道を歩み続ける。

不調和な状態：

エネルギーの過剰（イライラ、やり過ぎる傾向）。もしくは不足（遠慮、あきらめる傾向）。他人の感情に巻き込まれる。

ビワ（12月）

調和した状態：

安心してこの世界にいられる。他者を深く信頼し、気楽に人や物事にのぞめる。他者への慈愛が溢れ出す。

不調和な状態：

不安感。他人に対する不信感。自己卑下。自分に自信がなく、何をするにもためらう。無関心。

＊その他のエッセンス＊

オニグルミ

調和した状態：

保護された感覚や安心感。境界線の強化。内なるスペースの確保。外部の影響に動じず、自分の理想や目標に邁進できる。

不調和な状態：

他人の意見や環境の変化に左右される。自分の意志や信念を貫けない。自分の理想や目標からそれた生き方をする。

オニシバリ

調和した状態：

執着や思い込み、信念などからの解放。全体を俯瞰する中で自分らしい在り方や生き方を見出す。シンプルで潔い考え。

不調和な状態：

執着心。固定観念に縛られる。その奥に怒りやトラウマを抱えている。

クズ

調和した状態：

バイタリティー。生きる情熱、たくましさ。精神やオーラなど各層の保護と修復。葛藤の解消。トラウマからの回復。

不調和な状態：

消耗した状態。心身に大きなダメージを追っている。感情的、精神的にもつれて混乱している。本質や方向を見失う。

サイカチ

調和した状態：

バランスのとれた人間関係。他人に対する寛容さ、やさしさ、穏やかさ。

不調和な状態：

激しい怒りの表出とその後の悲しみ、虚しさ。男性社会での対立。不調和を招く強い自己主張。

ノイバラ

調和した状態：

自己肯定。自分を大切にする。子供心で生きる。日常を楽しむ。情熱。ハートを活性化。やさしい心遣い。

不調和な状態：

生真面目すぎる。批判的になる。肉体的、精神的に傷ついている。自傷。自信喪失。あきらめ。

ヒガンバナ

調和した状態：

過去にさかのぼる問題の解決。抑圧したネガティブな感情の解放。執着から離れた境地。良心に従う。死と再生。

不調和な状態：

古い感情の抑圧、特に怒り、恐れ。否定的な感情が渦巻く。強い執着、物質欲。理由のない胸騒ぎ。先祖やカルマの問題。

ヒサカキ

調和した状態：

祓い。浄め。アイデンティティの保護。境界線の強化。グラウンディング。意志力や行動力、活力が高まる。

不調和な状態：

憑き物があるような重たい感覚。日頃から外部の悪影響を受けやすい。他人に同調する。他人の意見に合わせる。

フヨウ

調和した状態：

傷つくことを恐れずにハートを開き続ける。女性的な美しさや優しさ。あたたかさを表現する。恋愛のサポート。

不調和な状態：

繊細なハートの持ち主で傷つきやすい。異性に対する恐怖心や抵抗感。性的な虐待によるトラウマ。

ママコノシリヌグイ

調和した状態：

涙を流して過去の深い悲しみを解放する。自分の内面を見つめて統合する。

不調和な状態：

家庭内、特に母親から受けた虐待によるトラウマ。インナーチャイルドの問題。不安感。他人との接触を恐れる。心を閉ざす。心の支えを欠く。

＊リサーチエッセンス＊

アヤメ

陰鬱でもやもやした気持ちを晴れやかにする。雨上がりの空にかかる虹の輝き。天界と地上界をつなぐ虹の架け橋。神々からのインスピレーションを地上界にもたらす。

ウメバチソウ

穢れた世界を生きることに難しさを感じる。傷つきやすさから心を閉ざす人に。やさしさに包まれ、ハートに愛があふれる。恐れを手放して心を開く。純粋さ。創造性。豊かさ。

カタクリ

敏感さから人間関係にストレスや緊張を感じる。自分の考えや気持ちを内に秘めて語らない人に。積極性と情熱、行動力をもたらし、人生を力強く前進できる。自分の考えを他人と分ち合える。

キクニガナ

愛に見返りを求めて葛藤する。身近な人たちに対して過度に干渉する。家族との問題、特に母子の関係を抱える人に。他人からの見返りに執着せず、無償の愛を与えられる。

サカキ

天上から地上に向けて降り注ぐ光。心の奥深くに沈む重く暗い感情に光を当てて、軽やかに解放する。浄化と解放。

スイセン

転機における精神的な危機。魂の闇夜。変化に対する恐怖。ネガティブな感情に光を当ててその奥にあるものを見出す。幸福感を高める。希望をもたらす。

スカシユリ

女性的で母性的なやさしさとあたたかさを取り戻す。過去に母親的な存在からやさしさやあたたかさを体験できなかった人に。男性的な「陽」の面を強く発揮して、野心的であったり、支配的であったりする人に。感情の起伏が激しすぎる人に。

ツボスミレ

考えすぎるために行動に移せない。引っ込み思案で慎重。内気な人に。勇気をもって自己主張をし、行動できる強さをもたらす。

ツワブキ

自分一人で問題を抱えて葛藤しながら奮闘する人に。精神的・肉体的に緊張状態でエネルギーが滞るとき、緊張を緩めて活力を取り戻せる。陰鬱な気持ちから解放されて、明るく喜びに満ちた日々を過ごせるようにサポートする。

ニワトコ

運命の荒波に翻弄され、環境やカルマ的な問題に振り回されて、自分を見失う人に。自己の尊厳を取り戻し、物事に動じない芯の強さとたしかな自信をもたらす。

マツムシソウ

ショックやトラウマから抜け出せない。オーラがボロボロに傷ついた状態。深い孤独と悲しみを抱える人に。悩みを引きずらず、トラウマから立ち直る過程を支える。

ヤマツツジ

過去のショックやトラウマ、そこから生じる怒りや憤りを手放し、穏やかな心でいられる。

ヤマラッキョウ

心身ともに重たく活力が失われている。抵抗力が低下して他人の想念の影響を受けやすい人に。活力が湧いてきて元気を取り戻せる。

リンドウ

些細なことから物事の先行きを疑いはじめ、たやすく落胆、失望する人に。起きる出来事を俯瞰してその意味を理解する。将来を楽観視できる。長期的な視野。継続する力。

付録2　レパートリー

愛

ウメ　他人から愛を奪う。同情を求める

オオシマザクラ　緊張から他人に心を開けない

ノイバラ　自己愛、自己肯定、自分を大切にする

ビワ　幼い頃に十分愛されなかった

フヨウ　傷つくことを恐れずにハートを開く

ママコノシリヌグイ　幼児に母親から愛されず虐げられた

ヤブツバキ　パートナーシップに関する問題

怒り

オニシバリ　頑固さに起因する怒り

サイカチ　激しい怒りの表出

ヒイラギ　心のとげとげしさ。焦り、苛立ち

ヒガンバナ　激しい怒りを抑圧している

依存

ビワ　自己不信から他人に依存する

ママコノシリヌグイ　自尊心や自己肯定感のなさから他人に依存する

ヤマブキ　過去の思い出に依存する

インスピレーション

ウメ　高次の自己からのメッセージを受け取る

チャノキ　人生の諸問題の解決策をひらめく

ネムノキ　幻想的な想像力、直感力を高める

インナーチャイルド

コアジサイ　宇宙に遍在する情報にアクセスする

ノイバラ　天真爛漫な子供心、癒された内なる子供

ヒガンバナ　過去の不当な仕打ちを今も許せずにいる

ビワ　幼時の愛情不足が心の傷になっている
ママコノシリヌグイ　母親から虐待されて心傷ついている
ヤマブキ　母親との関係を思い起こす必要がある

悲しみ
サイカチ　怒りの奥にある深い悲しみ
フヨウ　自己の女性性を否定された悲しみ
ママコノシリヌグイ　母親から虐待された悲しみ
ヤマブキ　この世のものの移ろいゆく悲しみ

頑固
オニグルミ　自分の意志や信念を貫けない
オニシバリ　自分の信念や価値観は断じて手放さない
サイカチ　対立を招く頑なな自己主張
ヒガンバナ　過去の問題を決して振り返ろうとしない

希望
キンモクセイ　明るく前向きで楽天的。わくわくする
ヤマブキ　過去よりも未来の希望に目を向ける

強迫観念
オオシマザクラ　この世的な物事に対する強い執着から
オニシバリ　思い込みや執着が強く、ある考えに固執
ヒサカキ　何かが頭に憑いていて離れない感覚

恐怖
ネムノキ　悪夢を見て恐怖で目が覚める
ヒガンバナ　潜在意識に抑圧した恐怖

緊急時

オオシマザクラ　好転反応が生じたとき。あらゆる緊急時

緊張

オオシマザクラ　心身の緊張でリラックスできない

グラウンディング

クズ　混乱した状態でも動じない強さ

ヒサカキ　他に支配されたエネルギーを取り戻す

孤独

ウメ　独りの精神的空間を必要としている

キンモクセイ　社交的で人の輪に入っていける

サイカチ　激しい怒りの後の孤独感

ヤマハギ　いつも側に誰かがいて欲しい

混乱

ウメ　人の意見や情報に振り回され集中を欠く

クズ　感情的、精神的にもつれて混乱

チャノキ　毎日の慌しさに混乱する

ヒイラギ　エネルギーバランスの乱れ。過剰と不足

フジ　他人の意地悪に遭遇して混乱する

自己卑下

ノイバラ　生真面目で自分自身に批判的

ビワ　自分に自信がない

ヤブツバキ　自己の女性性を否定的にとらえる

嫉妬

オオシマザクラ　愛情の問題で他人に嫉妬する

ヒガンバナ　強い物質欲や執着から生じる嫉妬

フジ　他人に嫉妬されて苦しむ

浄化

ヒサカキ　憑き物を祓い精神を清める

消極的

オニグルミ　自分の信念を貫くことをためらう

コアジサイ　潜在意識にブロックがあり、躊躇する

キンモクセイ　悪い予感ばかりがして行動に移せない

ヒイラギ　エネルギーを抑制。他人に遠慮しがち

ヒサカキ　他人の意見に合わせて同調する

ビワ　自信のなさから何事もためらう

ヤマハギ　内気で慎重すぎる。自己表現ができない

ヤマブキ　過去の思い出に浸り前向きになれない

情熱

クズ　困難をものともせず生きる情熱

ネムノキ　胸がときめくような情熱的な恋愛感情

ノイバラ　毎日の生活を楽しむ、生きる喜びと情熱

ヒガンバナ　燃えるように激しい攻撃的な感情

ヤマハギ　内に秘めた形で情熱の炎を燃やす

女性性

ネムノキ　女性としての人生に喜びを見出す

フジ　ネガティブな女性的側面に葛藤する

フヨウ　女性的な美しさや優しさ

ヤブツバキ　否定的な女性像を頭に描いている

ショック

オオシマザクラ　誕生と死の境界で受ける魂のショック

クズ　精神的・肉体的ショックからの回復

信頼

ビワ　他人や世の中を信頼できない

ヤブツバキ　男性性を信頼できない

静寂

ウメ　独りになれる心静かなスペースを求める

チャノキ　静寂の中で心の休息をとる

フジ　世俗の争いを離れた平和な境地

絶望

クズ　絶望的な状況にも屈しない

サイカチ　激しい怒りの後の虚しさと絶望

ノイバラ　絶望から生じる自己否定やあきらめ

束縛

オニグルミ　他人の意見や環境の影響に縛られる

オニシバリ　固定観念に縛られる

フジ　世間のしがらみや争いごとに縛られる

退屈

キンモクセイ　憂鬱な気分で退屈な日々を過ごす

ノイバラ　毎日の生活を楽しめない

知恵

コアジサイ　知恵やアイデアが枯渇した状態

チャノキ　人生の諸問題を解決する知恵を得る

転機

オニグルミ　環境が変わっても自分の信念を貫く

オニシバリ　自分らしい生き方や在り方を模索する

クズ　自らの向かうべき目標を見失う

ヒイラギ　人生計画の見直し。夢をあきらめない

トラウマ

オニシバリ　信念で頑丈にブロックされたトラウマ

クズ　精神的・エネルギー的なダメージがある

コアジサイ　トラウマを癒し、意識に統合する

ノイバラ　父親との問題における古い心の傷

フヨウ　女性性を否定されて傷つく。性的虐待

ママコノシリヌグイ　母親から受けた精神的・肉体的虐待

ヤブツバキ　女性性を否定され、不信感を持つ

ヤマハギ　トラウマから何事も消極的になる

不安

キンモクセイ　嫌なことが起こりそうな予感がする

チャノキ　慌しさの中で不安を感じる場面が多い

ビワ　対人不安。他人を信頼できない

ママコノシリヌグイ　他人との接触を恐れる

ヤマハギ　失敗することに対する不安

保護

オニグルミ　自分の意志や信念を強固に保護

クズ　傷ついた肉体・感情・オーラの保護と修復

ヒサカキ　アイデンティティの保護

ビワ　守られている感覚がなく、いつも不安

瞑想

ウメ　静かな空間で高次の世界につながる

コアジサイ　瞑想を通して知恵や情報を得る

ネムノキ　幻想的な世界に心を遊ばせる

落胆

キンモクセイ　理由の有無にかかわらず気が重い

ヤマブキ　この世のはかなさや虚しさに落胆

冷静

ウメ　情報が錯綜する中で冷静に俯瞰する

オオシマザクラ　リラックスすることで冷静になれる

チャノキ　まわりの出来事を冷静に認識する

ヒイラギ　感情やエネルギー渦に巻き込まれない

参考文献

〈フラワーエッセンス関連〉
東昭史，浅野典子 (2016)『ファー・イースト・フラワーエッセンス ガイドブック』由井寅子監修，ホメオパシー出版.
小川政信 (1999)『心と体を癒す世界のフラワーエッセンス』廣済堂出版.
中沢あつ子 (2010)『マウントフジフラワーエッセンスとエネルギーの世界花の "Being"』フレグランスジャーナル社.
パトリシア・カミンスキ，リチャード・キャッツ(2001)『フラワーエッセンスレパートリー』王由衣訳，BAB ジャパン.
アンドレアス・コルテ (2008)『コルテ・フラワーエッセンスの癒しの世界』竹之内悦子訳，フレグランスジャーナル社.
エドワード・バッチ (2008)『エドワード・バッチ著作集』谷口みよ子訳，BAB ジャパン.
アーサー・ベイリー(2007)『ベイリー・フラワーエッセンスハンドブック新装改訂版』由井寅子訳，ホメオパシー出版.
イアン・ホワイト (2004)『オーストラリア・ブッシュ・フラワーエッセンス』村田道則訳，フレグランスジャーナル社.
アン・マッキンタイアー (2006)『フラワー療法事典』飯岡美紀訳，ガイアブックス.
イシャ・ラーナー (2008)『パワーオブフラワー オラクルカード』矢鋪紀子訳，ヴィジョナリー・カンパニー.
ネイチャーワールド編 (2018)『大自然からの贈り物 こころと体を癒す世界のフラワーエッセンス』ネイチャーワールド.

〈その他〉
安達瞳子 (1999)『椿しらべ』講談社.
甘糟幸子 (2017)『新装版 花と草木の歳時記』CCC メディアハウス.
巖谷國士 (2014)『幻想植物園』PHP 研究所.
上村松園 (1977)『青眉抄』講談社文庫.
荻原規子 (2010)『〈勾玉〉の世界 荻原規子読本』徳間文庫編集部，徳間書店.
庄司信洲 (2003)『万葉の花—江戸の植物画と現代活け花による』学研プラス.
多田多恵子 (2020)『もっと美しき小さな雑草の花図鑑』山と渓谷社.
永井荷風 (1986)『荷風随筆集（上）』野口冨士男編，岩波文庫.
宮尾登美子 (2002)『寒椿』新潮文庫.
紫式部 (1971)『全訳源氏物語（上巻）』與謝野晶子訳，角川文庫.

由井寅子 (2012)『インナーチャイルドが待っている！』ホメオパシー出版.
由井寅子 (2014)『ホメオパシー的災害対策』ホメオパシー出版.
ウルリッヒ・ヴェルテ (2009)『カラー・ホメオパシー』由井寅子監訳，ホメオパシー出版.
ラジャン・サンカラン『サンカランズ・スキーマ』渡辺奈津翻訳監修，ホメオパシー私塾.
ラズニ･サトパティ (2002)『ラズニ･サトパティのマテリア･メディカ』由井寅子監訳, ホメオパシー出版.
ジャン・ショートン (2005)『ホメオパシーとミネラル』由井寅子訳，ホメオパシー出版.
ジャン･ショートン (2011)『ホメオパシーとエレメント 新装版』由井寅子訳, ホメオパシー出版.
メリッサ･アスリム (2004)『マッド･ハッターズ･ティー･パーティ』由井寅子訳, ホメオパシー出版.
アレクサンドル・デュマ・フィス (1950)『椿姫』新庄嘉章訳，新潮文庫.
Mangialavori, Massimo (2019). *Some Rosaceae: Prunus & Similars*. Independently published.

監修者紹介

東昭史（あずま・あきひと）

フラワーエッセンス研究家

カレッジ・オブ・ホリスティック・ホメオパシー（CHhom）講師

バッチ博士のフラワーエッセンスや、ベイリー・フラワーエッセンス、ファー・イースト・フラワーエッ センスを主に研究。

著書『バッチフラワー花と錬金術』（東京堂出版）、『ファー・イースト・フラワーエッセンスガイドブック』『心と体にやさしい薬草入門』（ホメオパシー出版）他

著者紹介

浅野典子（あさの・のりこ）

フラワーエッセンス・プラクティショナー

ホメオパス

東京都在住。幼い頃から植物に親しみ、ホメオパシーや世界のフラワーエッセンスを学ぶ。セッションや講座を、立川を中心に各地で開催。2015 年より、日本の植物からつくられるフラワーエッセンスの研究に携わる。植物の本質とつながり、植物からのメッセージを伝えたいと活動中。フラワーエッセンスサロン Peaceful Heart 主宰。フィンドホーンフラワーエッセンス国際プラクティショナー。フィンドホーンフラワーエッセンス認定セミナーリーダー。コルテ PHI 認定プラクティショナー。スピリットインネイチャーエッセンス認定 WS ベーシックプラクティショナー。日本ホメオパシーセンター東京立川センター長。日本ホメオパシー医学協会（JPHMA）認定ホメオパス。日本ホメオパシー財団（JPHF）認定インナーチャイルドセラピスト。

著書『ファー・イースト・フラワーエッセンス ガイドブック』（ホメオパシー出版、共著）

ファー・イースト・フラワーエッセンスの魅力

2021年10月20日　初版第一刷発行

著　者　浅野典子
監　修　東　昭史

発行所　ホメオパシー出版(株)
〒158-0096　東京都世田谷区玉川台2-2-3
Tel 03-5797-3161
URL　http://homoeopathy-books.co.jp/
E-mail　info@homoeopathy-books.co.jp

ISBN978-4-86347-130-6 C2011

Far East Flower Essences

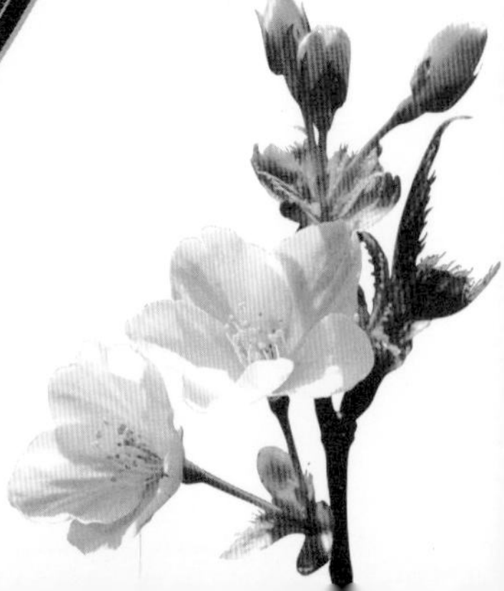